Depuración

Smoothie
Verde 10

Depuración

Smoothie Verde 10

JJ SMITH

ATRIA ESPAÑOL

Nueva York   Londres   Toronto   Sídney   Nueva Delhi

ATRIA ESPAÑOL

Una división de Simon & Schuster, Inc.
1230 Avenida de las Américas
Nueva York, NY 10020

Primera edición en rústica de Atria Español octubre 2016

ATRIA ESPAÑOL y su colofón son sellos editoriales
de Simon & Schuster, Inc.

Para obtener información respecto a descuentos especiales en ventas
al por mayor, diríjase a Simon & Schuster Special Sales al 1-866-506-1949
o al siguiente correo electrónico: business@simonandschuster.com.

La Oficina de Oradores (Speakers Bureau) de Simon & Schuster puede
presentar autores en cualquiera de sus eventos en vivo. Para obtener
más información o para hacer una reservación para un evento,
llame al Speakers Bureau de Simon & Schuster, 1-866-248-3049
o visite nuestra página web en www.simonspeakers.com.

Impreso en los Estados Unidos de América

10 9 8 7 6 5

Datos de catalogación de la Biblioteca del Congreso
Names: Smith, J. J. (Jennifer), author.
Title: Depuración smoothie verde 10 / JJ Smith.
Other titles: 10-day green smoothie cleanse. Spanish
Description: Primera edición en rústica de Atria Español. | Nueva York:
Atria Español, 2016.
Identifiers: LCCN 2016005434 (print) | LCCN 2016013047 (ebook)
Subjects: LCSH: Smoothies (Beverages) | Detoxification (Health) | Weight
loss—Popular works. | Reducing diets—Popular works. | Women—Health
and hygiene. | Vegetable juice—Health aspects. | Fruit juices—Health aspects.
Classification: LCC TX840.J84 S6513 2016 (print) | LCC TX840.J84
(ebook) | DDC 641.8/75—dc23
LC record available at http://lccn.loc.gov/2016005434

ISBN 978-1-5011-2016-9
ISBN 978-1-5011-2017-6 (ebook)

Índice

Aviso importante para los lectores

La información que contiene este libro tiene una finalidad divulgativa. No pretende diagnosticar, tratar o curar ninguna afección, ni proporcionar asesoramiento médico. Si estás dispuesto a seguir el plan, debes acudir a un profesional de la salud y dejarte aconsejar por él o ella; así, después podrás tomar tus propias decisiones.

Es importante recibir el asesoramiento de un médico cualificado antes de tomar cualquier decisión sobre nutrición, dietas, suplementos o cualquier otro tema relacionado con la salud tratado en este libro. Ni la autora ni el editor están cualificados como proporcionar consejos o servicios médicos, psicológicos o económicos. El lector debe consultar con un profesional de la salud antes de asumir cualquier consejo recomendado en este libro.

Introducción

¡Bienvenido a la Depuración Smoothie Verde 10!

¡Enhorabuena por asumir el control de tu salud cuidando de tu cuerpo y alimentándolo con lo que necesita para estar delgado, sano y enérgico! ¡Si eres como yo, seguro que te gustará sentirte bien y tener un aspecto fantástico!

Combatir el exceso de peso puede resultar una de las experiencias más frustrantes, difíciles y emocionalmente agotadoras que hay en la vida. Muchas personas mantienen una lucha constante por librarse de algunos kilitos y sentirse sanas. A pesar de que existe un gran número de planes de adelgazamiento, programas de ejercicios y pastillas milagrosas para adelgazar, la gente continúa engordando año tras año. Las dietas abundan y la industria dietética es enorme. Pero lo más triste es que aproximadamente el 95 por 100 de quienes se someten a ellas vuelven a recuperar peso en un periodo de 3 a 5 años. No se puede adelgazar de forma permanente siguiendo una dieta especial, ni tomando pastillas, ni tampoco con un programa de ejercicios físicos. Para perder peso hay que entender que es necesario cambiar de estilo de vida.

¿Qué quiero decir con eso de cambiar de estilo de vida? ¡Lo primero que debes hacer es olvidarte de ponerte a régimen! Normalmente, «empezamos» una dieta, lo que significa que en cierto momento la «dejaremos». Una dieta típica es algo que se hace durante un periodo de tiempo determinado. Pero ¿qué pasa cuando la «dejamos»? Pues que recuperamos el peso perdido. Con la depuración de 10 días vamos a reeducar tus papilas gustativas para que deseen y anhelen alimentos sanos y nunca más pienses en ponerte a régimen.

Estoy convencida de que el primer paso para perder peso consiste en desintoxicarse. Sin esa depuración previa, millones de personas en todo el mundo perderán la batalla del adelgazamiento. Hay muchos factores que contribuyen al aumento de peso, pero uno de los más silenciados por las dietas tradicionales es la sobrecarga tóxica. En pocas palabras, las personas tienen dificultades para adelgazar porque su cuerpo está repleto de sustancias nocivas. Cuantas más toxinas se ingieran cada día, o cuanto mayor sea la exposición a ellas, más toxinas se almacenarán en las células grasas. Las toxinas acumuladas en las células grasas son muy difíciles de eliminar con una simple dieta. Por eso, para conseguirlo, lo primero que debemos hacer es depurar el organismo. Por ese motivo, los programas de adelgazamiento más eficaces deben centrarse tanto en la pérdida de grasa como en la desintoxicación, ya que ambos factores conducen a una mejoría de la salud y del bienestar general.

Soy nutricionista, experta en dietética, autora del bestseller *Lose Weight Without Dieting or Working Out (Adelgaza sin dietas ni ejercicios)* y creadora del sistema DEM *. ¡Durante años he ayudado a mucha gente a adelgazar sin tener que seguir ningún régimen, y he logrado que volvieran a sentirse atractivos! El sistema DEM nos muestra cómo desintoxicarnos, depurarnos y recuperar el deseo de ingerir alimentos sanos y naturales.

---

* El sistema DEM es un sistema de tres fases para eliminar la grasa corporal y recuperar la salud. D representa la desintoxicación; E, de *eat* en inglés, implica aprender a tomar alimentos sanos y naturales, y M, de *Move*, llevar una vida activa sin necesidad de ir al gimnasio. *(N. del T.)*

Por qué he creado la Depuración Smoothie Verde 10

¡El pasado año, después de tomar muchos productos sanos y naturales y de seguir programas depurativos con asiduidad, tuve que guardar cama porque me intoxiqué con el mercurio de los empastes dentales! Poseía un nivel muy elevado de mercurio en el cerebro, el intestino, el hígado y los riñones. No pude levantarme durante dos meses y, cuando lo hacía, el simple hecho de hacer la cama me obligaba a echarme de nuevo para descansar. Mi salud, mi energía y mi motivación estaban bajo mínimos.

Después de una larga y lenta recuperación, decidí que debía hacer algo no solo para recuperar la salud y la energía, sino también para perder los 10 kilos que había ganado al estar postrada en la cama. Y así fue como, después de estudiar el efecto curativo que ejercen las verduras crudas en el organismo, creé la Depuración Smoothie Verde 10. Además, al ser también una defensora de las depuraciones, sabía que necesitaba eliminar los desechos y las toxinas acumulados como consecuencia de la intoxicación por mercurio.

Tras crear la Depuración Smoothie Verde 10, pedí a diez familiares y amigos que la practicaran conmigo para prestarme su apoyo. ¡Me sorprendió gratamente descubrir que unas cien personas de mi entorno estaban dispuestas a acompañarme! Así que creamos un grupo en Facebook para motivarnos mutuamente. Los resultados fueron tan sorprendentes que en dos meses unas 10.000 personas se unieron al grupo y decidieron hacer la depuración con nosotros. En solo 10 días, muchas de ellas adelgazaron de 5 a 7 kilos (10 a 15 libras), se encontraron con más energía, mejoraron su salud y se sintieron mejor en muchos años.

Cuando completé mi primera depuración, había adelgazado 5,5 kilos (11 libras). Había recuperado energía, tenía la piel radiante y la digestión y la pesadez de estómago habían mejorado. ¡Me sentía renovada y motivada de nuevo! Antes de empezar la depuración, tomaba 24 suplementos al día para ayudar a que mi organismo se recuperara de la intoxicación por mercurio. Pero desde que finalicé la depuración solo ingiero cuatro complementos al día. Ahora tengo una perspectiva muy positiva sobre mi salud, y estoy deseando recuperar mi vida para dedicarme a mis sueños y objetivos.

La Depuración Smoothie Verde 10 es un programa de desintoxicación que te ayudará a perder peso, aumentar tu energía, reducir la ansiedad y mejorar tu estado de salud general. Desintoxicarás tu cuerpo mediante la eliminación de ciertos alimentos durante 10 días y reprogramarás tus pupilas gustativas para que deseen alimentos sanos y ricos en nutrientes. Después de haber completado el proceso, ya nunca más tendrás que contar calorías, ni seguir regímenes complicados o caros, ni tampoco pesar los alimentos. Tu organismo anhelará y deseará comer alimentos naturales y sanos con total naturalidad.

Durante la Depuración Smoothie Verde 10 le darás a tu cuerpo la nutrición de calidad que necesita mientras depuras sus células y órganos. Tu organismo absorberá de forma más eficaz las vitaminas, los minerales y otros nutrientes, favoreciendo de esa forma la renovación celular. Al mismo tiempo, te sentirás y parecerás más joven, ya que lo que nos hace sentirnos viejos son los residuos y los desechos acumulados en el cuerpo. Las cremas antienvejecimiento y la cirugía cosmética no producen ese tipo de limpieza. Tu piel parecerá mucho más lozana porque las células estarán más firmes y sanas. El envejecimiento, la opacidad, la piel seca, la hinchazón, las ojeras y las arrugas comenzarán a desaparecer, y es posible que tengas mejor aspecto que hace una década. ¡Empezarás a sentirte rejuvenecido en lugar de envejecido! En pocas palabras, aprenderás a recuperar la juventud, la salud y la energía de dentro hacia fuera.

¡Imagino que pensarás que me he enamorado de los batidos de verduras y fruta y que, en consecuencia, quiero proclamarlo a los cuatro vientos! Todos los días, los batidos de verduras y fruta cambian la vida de mucha gente, incluidos mis familiares y amigos. Miles de personas me han agradecido que se los diera a conocer, y he comprobado que quien los prueba no puede evitar hablar de ellos y compartir sus experiencias con los demás. Estoy decidida a beber batidos de verduras y fruta a diario, y a conseguir que otras muchas personas también lo hagan. ¿Quieres acompañarme en este recorrido para curar tu cuerpo, adelgazar e incrementar tu nivel de energía? Si lo haces, ya nunca más tendrás que preocuparte por perder ningún kilo de más.

¿Estás preparado para sentirte más delgado, sano y atractivo de lo que te has sentido en muchos años?

Este método es una forma impactante de transformar tu salud en solo 10 días. ¡Prepárate para empezar tu Depuración Smoothie Verde 10!

CAPÍTULO 1

¿En qué consiste la Depuración Smoothie Verde 10?

La Depuración Smoothie Verde 10 es un programa de desintoxicación de 10 días que consiste en consumir vegetales de hoja verde, fruta y agua. Los batidos de verduras y fruta sacian el apetito y son muy sanos, por lo que disfrutarás tomándolos. Tu cuerpo, además, te lo agradecerá. Perderás algo de peso, aumentarás tu nivel de energía, reducirás el ansia, purificarás la mente y mejorarás la digestión y tu estado de salud general. ¡Se trata de una experiencia que cambiará tu vida si sigues las pautas al pie de la letra!

Efectos beneficiosos más comunes de la Depuración Smoothie Verde 10

- Adelgazamiento [la mayoría de las personas pierden de 5 a 7,5 kilos (10-15 libras) si se ciñen al régimen].
- Incremento de la energía.
- Claridad mental.
- Mejor calidad de sueño.
- Reducción del ansia.
- Mejoría de la digestión.
- Disminución de la pesadez de estómago.

¿Por qué es conveniente y necesario depurar y desintoxicar el organismo?

Hay muchos factores que contribuyen al aumento de peso, y uno de los más subestimados es el exceso de toxinas en el cuerpo. Cuando el organismo está sobrecargado de elementos tóxicos, transfiere la energía de la eliminación de calorías al proceso de desintoxicación, dándole prioridad a este proceso. En otras palabras, no dispone de suficiente energía para quemar calorías. Sin embargo, cuando elimina de forma eficiente las toxinas, sí puede utilizar su energía para destruir grasa.

Dicho de otro modo, las dietas tradicionales no suelen funcionar porque no eliminan los desechos del cuerpo. Contar calorías no desintoxica ni depura el organismo. La pérdida de peso no será permanente si los sistemas corporales se ralentizan o se ven afectados por los desechos o las toxinas. Por esa razón, lo primero que debes hacer para así garantizar que tu organismo pueda metabolizar mejor los alimentos que ingieres, sin dejar un exceso de desechos que provoque un aumento de peso, es eliminar las toxinas.

Los siguientes síntomas indican la presencia de un exceso de toxinas en el cuerpo: pesadez de estómago, estreñimiento, indigestión, bajo nivel de energía, fatiga o dificultad para pensar, depresión, aumento de peso, dolor crónico, infecciones, alergias, dolor de cabeza y problemas digestivos o estomacales.

Para saber si necesitas depurarte o desintoxicarte, responde a este cuestionario de autoevaluación

Completa este cuestionario para saber si el aumento de peso y tus problemas de salud se deben a que tu organismo está sobrecargado de toxinas.

Lee cada una de las preguntas y añade un punto por cada respuesta «afirmativa»

- ¿Ansías tomar dulces, pan, pasta, arroz blanco y/o patatas?
- ¿Tomas alimentos procesados (platos precocinados, fiambres, beicon, sopa enlatada, bocadillos) o comida rápida al menos tres veces por semana?
- ¿Ingieres bebidas con cafeína, como café y té, más de dos veces al día?
- ¿Bebes refrescos dietéticos o utilizas edulcorantes artificiales al menos una vez al día?
- ¿Duermes menos de ocho horas diarias?
- ¿Bebes menos de 2 litros (64 onzas) de agua al día?
- ¿Eres muy sensible al humo del tabaco o a los gases químicos y tóxicos presentes en el ambiente?
- ¿Has tomado alguna vez antibióticos, antidepresivos u otros medicamentos?
- ¿Has tomado alguna vez píldoras anticonceptivas u otros estrógenos, como terapia hormonal sustitutiva?
- ¿Padeces con frecuencia infecciones por hongos?
- ¿Tienes empastes «plateados»?
- ¿Utilizas detergentes domésticos, productos cosméticos o desodorantes?
- ¿Comes verduras, frutas o carne no ecologicas?
- ¿Has fumado alguna vez o has estado expuesto al humo de terceras personas?
- ¿Tienes sobrepeso, celulitis o depósitos de grasa acumulada?
- ¿Estás muy expuesto en tu trabajo a las toxinas medioambientales?
- ¿Vives en una gran ciudad o cerca de un gran aeropuerto?
- ¿Te sientes cansado, fatigado o perezoso durante el día?
- ¿Tienes problemas para concentrarte?
- ¿Padeces pesadez de estómago, indigestión o tienes gases después de comer?
- ¿Te resfrías o tienes gripe más de dos veces al año?

- ¿Tienes congestión nasal, problemas de sinusitis o goteo posnasal?
- ¿Notas que en ocasiones tienes mal aliento, la lengua pastosa o la orina con fuerte olor?
- ¿Tienes los ojos abotargados u ojeras?
- ¿Te sientes triste o deprimido con frecuencia?
- ¿Te encuentras a menudo angustiado, nervioso o estresado?
- ¿Tienes acné, puntos negros, erupciones o urticaria?
- ¿Tienes menos de una deposición intestinal al día o padeces estreñimiento de forma ocasional?
- ¿Sufres insomnio o tienes dificultad para dormir?
- ¿Tienes la visión borrosa o los ojos enrojecidos e irritados?

Resultados

Cuanto mayor sea la puntuación, mayor será tu sobrecarga tóxica potencial, y más te beneficiarás del programa de depuración y desintoxicación.

- — *Si tienes una puntuación de 20 o superior:* Te beneficiarás de forma *significativa* al desintoxicar tu cuerpo, lo que te hará adelgazar y notar una mejoría en tu salud y vitalidad. Te recomiendo encarecidamente que busques diferentes formas de desintoxicarte.
- — *Si tienes una puntuación entre 5 y 19:* Es *muy probable* que te beneficies del programa de desintoxicación, ya que mejorará tu estado de salud y tu vitalidad.
- — *Si tienes una puntuación inferior a 5:* Careces de una sobrecarga de tóxicos en el cuerpo y llevas una vida sana y libre de toxinas. ¡Estás de enhorabuena!

Aunque el organismo tiene la capacidad de eliminar las toxinas, cuando está sobrecargado las almacena en las células grasas. Pero las células grasas no se descomponen con facilidad y, por eso, sobrecargan el cuerpo y lo hacen aumentar de tamaño. Además, a medida que las toxinas se acumulan, surgen problemas de salud como alergias, migrañas, enfermedades graves, fatiga o disminución de la energía.

La Depuración Smoothie Verde 10 es una experiencia que transforma nuestro estado de salud por completo. Veamos cómo se debe realizar:

1. Bebe todos los días 1,75 litros (60 onzas) de smoothies de verduras y fruta. Prepara tu ración diaria por la mañana y guárdala en un termo para poder llevarla contigo. Ponla en el refrigerador todo el tiempo posible. Bebe una tercera parte cada tres o cuatro horas, o toma un sorbo cada vez que sientas hambre.

2. Puedes comer manzanas, apio, zanahorias, pepinos o cualquier verdura crujiente durante el día. También puedes incluir en tu dieta aperitivos con un elevado contenido proteínico, como mantequilla de cacahuete sin edulcorar, huevos duros o frutos secos y semillas sin sal (solo un puñado).

3. Bebe al menos 8 vasos de agua (64 onzas) al día, así como infusiones de hierbas o tisanas depurativas cuando te apetezca.

4. Sigue uno de los dos métodos de limpieza de colon cuando lo consideres necesario (véase capítulo 5).

5. No consumas azúcar refinada, carne, leche, queso, alcohol, cerveza, café, refrescos dietéticos, alimentos procesados, fritos, carbohidratos refinados (pan blanco, pastas, donuts...).

Procura unirte a un grupo de Facebook que te apoye, te anime, y donde puedas recibir mis consejos o el de otras personas. El que yo he creado (para angloparlantes) es:

https://www.facebook.com/groups/Green.Smoothies.Cleanse/

¡Ahora aprende a desintoxicar tu cuerpo y empieza a perder peso y recuperar la salud! ¡Continúa leyendo!

CAPÍTULO 2

¿Por qué conviene tomar smoothies de verduras y fruta?

¡Los smoothies están conquistando el mundo de la salud con suma rapidez! Son sorprendentemente simples, ya que consisten en frutas y verduras ecológicas y crudas, a las que se les añade agua. (La proporción recomendada de frutas y verduras es 6:4.) Sin embargo, a pesar de su simplicidad, proporcionan muchos beneficios nutricionales que te llevan a vivir de forma más sana. Entre los beneficios más destacados cabe señalar la pérdida de peso, el aumento de energía, la reducción de la ansiedad, una piel más lozana y muchos otros más.

Diez importantes razones para tomar smoothies

1. RIQUEZA DE NUTRIENTES. Los ingredientes que se utilizan para preparar los smoothies están crudos y, por tanto, son más nutritivos. Las elevadas temperaturas que se utilizan con frecuencia al cocinar destruyen muchos de los nutrientes de los alimentos. ¡Los smoothies están repletos de vitaminas beneficiosas, minerales, antioxidantes, sustancias antiinflamatorias, fitonutrientes, agua y otros muchos componentes más! Asimismo contienen gran cantidad de clorofila, cuya estructura es similar a la

hemoglobina de la sangre. Por esa razón, tomar smoothies es como recibir una transfusión de sangre purificada.

2. PÉRDIDA DE PESO. Si estás intentando adelgazar, te agradará saber que los smoothies son una forma excelente de hacerlo. Se preparan con mucha agua y verduras de hoja verde, las cuales pueden comerse en abundancia sin temor a ganar peso. También tienen un elevado contenido de fibra que te hará sentirte saciado y reducirá tus ansias.

3. DESINTOXICACIÓN. Nuestro organismo tiende a eliminar las toxinas de forma natural, pero una excesiva exposición a cualquiera de ellas ralentizará los sistemas de desintoxicación. En tu mano está ayudar a que tu cuerpo se depure y elimine las toxinas que te hacen engordar y perjudican tu salud. Si quieres vivir más y mejor, puedes y debes desintoxicar y limpiar el organismo. Después de absorber los nutrientes de los alimentos, el cuerpo debe eliminar las partículas alimenticias y los desechos producidos por el proceso digestivo. Sin una eliminación completa y adecuada, los alimentos sin digerir pueden retroceder y dejar toxinas y desechos en tu organismo. Sin embargo, gracias a los smoothies, puedes obtener la fibra que necesitas para purificar el cuerpo, tonificar el sistema digestivo y eliminar los residuos no deseados.

4. MEJORÍA DE LA SALUD. ¡Un cuerpo sano está repleto de energía y vida! Estoy convencida de que una alimentación sana y natural es el secreto de la belleza interior y exterior. Cuando comes alimentos naturales y crudos, adquieres un aspecto más juvenil y te sientes mejor. Cuando empieces a comer de una forma que mantenga tus células limpias y sanas, empezarás a adquirir un aspecto radiante sin importar la edad. Los seres humanos han sido concebidos para alimentarse principalmente de una dieta de frutas, verduras, semillas y frutos secos. Si tomamos esos alimentos sanos y naturales, nuestro organismo crece y recibe todos los nutrientes

necesarios para mantenerse exento de toxinas, por eso adquiere un aspecto más hermoso. Cuando empiezas a tomar smoothies, una de las primeras zonas donde notarás el cambio es en la textura de tu piel. Una vida y una alimentación sanas te quitarán muchos años del rostro, eliminarán las arrugas, harán que desaparezcan las manchas de la edad y te proporcionarán una «segunda juventud». Tu piel se suavizará, el acné desaparecerá. Tus ojos adquirirán un mayor brillo. Las ojeras y la hinchazón de los párpados disminuirán, al igual que el tono amarillento del blanco de tus ojos. Las células de tu cuerpo también se rejuvenecerán, ayudando a que tus órganos funcionen de forma más eficiente.

5. FÁCILES DE DIGERIR. Los smoothies de verduras y fruta son más fáciles de digerir y metabolizar que los alimentos sólidos. El hecho de que «comas» la cantidad adecuada de fruta y verdura al día no significa que estés tomando los nutrientes necesarios para tu salud y bienestar. Hay muchas personas que no pueden digerir de forma efectiva los alimentos sólidos, por eso el organismo no absorbe todos los nutrientes de los alimentos. Los smoothies, al estar triturados y en forma líquida, son mucho más fáciles de metabolizar. ¡De hecho, estos deliciosos smoothies son tan biodisponibles que sus nutrientes empiezan a absorberse una vez que están en la boca!

6. MEJORÍA DE LA DIGESTIÓN. Los ciudadanos en general padecen numerosos problemas digestivos, como acidez, reflujo, colitis, la enfermedad de Crohn y el síndrome del intestino irritable (SII), por mencionar solo algunos. El origen de la mayoría de estos problemas es la baja producción de ácido clorhídrico en el estómago. Si no se produce la suficiente cantidad de ese ácido durante la digestión, una gran parte de los alimentos pasa al tracto digestivo sin digerir, produciendo gases, pesadez y otras molestias. Cuando esos alimentos sin digerir forman una placa en el reves-

timiento intestinal, fomentan la enfermedad. Los alimentos procesados, el exceso de gluten y proteínas, las frituras y otras grasas perjudiciales son los principales factores de los problemas digestivos. Puesto que los smoothies contienen los alimentos triturados, la mayor parte del trabajo que tiene que desempeñar el sistema digestivo ya está hecho, por lo que tu cuerpo puede extraer con más facilidad los nutrientes que se necesitan para gozar de una buena salud.

7. HIDRATACIÓN. Mantenerte hidratado te proporciona energía y garantiza que tu cerebro, músculos, sistema digestivo e inmunológico funcionen adecuadamente. Estar deshidratado puede resultar muy peligroso para la salud. Beber refrescos o café, tomar alimentos procesados y fumar deshidratan el cuerpo. La mejor forma de saber si estás hidratado es observar el color de tu orina. Si es pálida, amarillenta o clara, entonces estás hidratado debidamente. Sin embargo, no conviene que adquiera un tono amarillo intenso. En nuestra agitada y apresurada vida, es muy fácil olvidarse de beber agua durante el día. A muchas personas no les agrada el sabor del agua, aunque es necesaria para que el organismo funcione de forma adecuada y saludable. Para mejorar su sabor, se le puede añadir el zumo de un limón. Los smoothies hidratan el cuerpo gracias a su elevado contenido de agua.

8. DELICIOSOS. El sabor dulce de la fruta que contienen los smoothies compensa el sabor de las verduras, convirtiéndolos en una comida o en aperitivo muy apetitoso y agradable. ¡Muchas personas que sienten rechazo cuando los ven por primera vez se enganchan a ellos después de probarlos! Les gustan incluso a los niños.

9. FÁCILES DE PREPARAR. El tiempo de preparación es de 5 minutos o menos, y la limpieza posterior de los aparatos utilizados resulta muy rápida y fácil. Si colocas todos los ingredientes en una bolsa de plástico la noche anterior, lo único que tienes que hacer por la mañana es

colocarlos en la batidora. Después de haberlos triturado, enjuagas la batidora y la metes en el lavaplatos. El almacenamiento, la preparación y la limpieza solo te llevarán 5 minutos al día.

10. NÚMERO ILIMITADO DE RECETAS. Este libro contiene más de 100 recetas, y en Internet hay muchas otras con las que puedes experimentar, de modo que tus papilas gustativas jamás se aburrirán. Existen tantas posibilidades de combinar frutas, verduras y líquidos, que puedes probar una receta distinta cada día del año. Por mi parte, guardo mis recetas favoritas en fichas; así puedo repetirlas una y otra vez.

Podría seguir hablando de los múltiples beneficios que proporcionan los smoothies, pero aprenderás más acerca de ellos a medida que sigas leyendo este libro. Cuando los pruebes, descubrirás de inmediato y por ti mismo sus maravillosas propiedades.

¿QUÉ VERDURAS SE EMPLEAN Y POR QUÉ?

A continuación figura una lista de las verduras más conocidas que se eligen para preparar los smoothies. Ten en cuenta que aparecen en orden alfabético, no en función de su valor nutritivo.

- **Acelgas:** En estas verduras de hoja verde pueden apreciarse unas láminas rojizas, las venas de las hojas y los tallos. Tienen un sabor parecido a la remolacha y una textura suave. Se les conoce por prevenir el cáncer, y resultan muy adecuadas para limpiar el sistema digestivo.
- **Bok choy:** Es un tipo de col china con un sabor suave y una textura crujiente. Contiene vitaminas A y C, además de calcio y antioxidantes.

- **Col rizada:** Son unas verduras muy ligeras con el borde dentado. Poseen vitaminas A, C y K en abundancia, además de otras. Se les conoce por prevenir los problemas relacionados con el cáncer de próstata, ovarios, mama, colon y vejiga.
- **Col verde:** Son hortalizas de hoja verde muy similares nutricionalmente a la col rizada, pero algo más fibrosas y con un sabor mucho más intenso. Se trata de un agente superior que se une a los ácidos biliares a través del tracto digestivo, lo que las convierte en muy efectivas para reducir el colesterol.
- **Espinaca:** Quizá sea la verdura de hoja verde más apreciada, ya que tiene un sabor suave y no tan amargo como otras. Sus hojas de color verde oscuro están repletas de gran cantidad de ácidos grasos omega 3, calcio, magnesio y vitaminas A, C, E y K. ¡La mayoría de las personas que empiezan a tomar smoothies suelen hacerlo con espinacas!
- **Hojas de diente de león:** Las hojas de diente de león tienen un aspecto muy parecido a las hierbas que crecen en el césped, pero son otra fuente de vitaminas A y K. Favorecen el proceso digestivo y evitan el estreñimiento porque son un laxante natural.
- **Hojas de mostaza:** Las hojas de mostaza picante son muy efectivas para reducir el colesterol y proporcionar una buena dosis de riboflavina, niacina, hierro y magnesio. Aportan un caudal de fitonutrientes, cuyas propiedades previenen cantidad de enfermedades.
- **Hojas de nabo:** Aunque su sabor resulta ligeramente amargo, son muy sabrosas. Además de ser conocidas gracias a sus beneficios para la salud, destacan por su capacidad para contrarrestar el desarrollo de las células cancerígenas.
- **Hojas de remolacha:** Se trata de las hojas verdes que crecen en la parte superior de la hortaliza. Son ricas en vitamina K. Mejoran la visión, previenen el Alzheimer y fortalecen el sistema inmunológico.

- **Lechuga:** Ha sido un plato muy popular desde la época del Antiguo Egipto. Contiene aminoácidos y vitaminas. Procura comer las hojas de color verde intenso, ya que son las más nutritivas. La lechuga romana, en especial, tiene gran cantidad de vitaminas C, K y A, además de ser una fuente rica en ácido fólico.
- **Perejil:** Rico en antioxidantes, minerales, vitaminas y fibra. Se le conoce por reducir el envejecimiento y regular el nivel de azúcar en sangre.
- **Rúcula:** Es una excelente fuente de ácido fólico y de vitaminas A, C y K. Mejora la salud de los huesos y el cerebro. Tiene un sabor fuerte y picante.

Verduras de sabor más suave:

- Brotes de hoja de remolacha.
- Brotes de bok choy.
- Lechuga mantequilla.
- Hojas de zanahoria.
- Col rizada.
- Lechuga romana.
- Espinaca.
- Acelga.

Verduras de sabor más intenso:

- Rúcula.
- Col verde.
- Hojas de diente de león.
- Hojas de mostaza.
- Hojas de rábano.
- Vinagrera.
- Hojas de nabo.
- Berro.

¿EN QUÉ SE DIFERENCIAN LOS BATIDOS DE LOS ZUMOS?

Tanto los smoothies como los zumos son beneficiosos para la salud, pero estoy convencida de que en la mayoría de los casos los smoothies proporcionan una gama más amplia de beneficios. Contienen mayor cantidad de fibra, sacian el apetito y son más baratos y rápidos de preparar.

Los smoothies se preparan con alimentos íntegros y poseen por tanto un elevado contenido de fibra. En los zumos, por el contrario, se elimina la pulpa, perdiéndose de esa forma una fibra esencial. Los que prefieren los zumos argumentan que la ausencia de fibra facilita la absorción de los nutrientes en la sangre sin necesidad de tanta digestión, lo que permite que el organismo y el sistema digestivo se curen. Sin embargo, la fibra es fundamental para ralentizar el tránsito de los alimentos por el estómago, evitando que los azúcares penetren en la sangre con excesiva rapidez. Eso ayuda a regular el nivel de azúcar en la sangre y a controlar el peso. Consumir hojas de verduras en los smoothies ayuda a equilibrar el azúcar en la sangre, mientras que su elevado contenido en fibra ralentiza la digestión de los carbohidratos.

Los smoothies sacian el apetito más que los zumos, haciendo que nos sintamos más llenos y satisfechos, lo cual evita que comamos en exceso durante el día. Constituyen una excelente forma de perder peso, ya que resulta muy fácil sustituir una comida por un smoothie, algo que hacen muchos con el desayuno diario.

Los smoothies resultan más baratos porque su elaboración requiere menor cantidad de fruta y verdura. Cuando tomamos smoothies, nos sentimos saciados durante más tiempo, lo que evita que necesitemos consumir otros alimentos durante el día.

Batir los alimentos es un proceso que se realiza con más rapidez que preparar un zumo, y la limpieza también resulta más fácil. Para preparar un zumo, tienes que cortar la fruta y la verdura en trozos más pequeños para que quepan en la licuadora, además de que debes hacerlo por partes. Sin embargo, al preparar un smoothie, la fruta y la verdura se introducen al mismo tiempo en la batidora. Por otro lado, hace falta desmontar la licuadora para limpiarla; por eso se necesita más tiempo para lavar cada una de sus piezas. La batidora, por el contrario, solo necesita enjuagarse.

Por último, es más fácil añadir superalimentos, como la maca o las bayas de acai, ya que se mezclan de forma uniforme.

EL MITO DE LAS PROTEÍNAS

Los smoothies preparados con un 40 por 100 de hojas de verdura son una gran fuente de proteínas. Las hojas proporcionan proteínas en forma de aminoácidos, los principales componentes de las proteínas. Para el organismo, es más fácil utilizar esos aminoácidos que asimilar las proteínas complejas que se encuentran en la carne y otros productos animales. Las hojas de las verduras suministran una amplia cantidad de aminoácidos, los cuales nos proporcionan todas las proteínas que necesitamos.

Cuando tomamos alimentos que contienen proteínas, el aparato digestivo tiene que descomponerlas en aminoácidos individuales para que el organismo pueda asimilarlas. Las proteínas que se encuentran en los productos animales son realmente difíciles de digerir, y después de cocinarlas, aún más de descomponer y emplear. El organismo utiliza una gran cantidad de energía en descomponerlas en aminoácidos, cuyo valor nutricional se considera sumamente valioso para el cuerpo.

Si crees que necesitas proteínas adicionales porque realizas un programa de ejercicio físico muy intenso, puedes añadir proteína en polvo cuando prepares un smoothie.

CAPÍTULO 3

Preparativos

¿Estás listo para uno de los mayores desafíos de tu vida? La Depuración Smoothie Verde 10 supondrá un reto espiritual, mental y físico. Transformará tu vida en muchos aspectos positivos. Aprenderás muchas cosas sobre ti mismo y tus hábitos alimentarios, así como a tener una mejor relación con la comida. La única forma de conseguir una relación sana con los alimentos es amarlos y asegurarte de que lo que te llevas a la boca te recompensa de la misma forma, es decir, te alimenta, te nutre y te proporciona vitalidad y buena salud. ¡Durante la Depuración Smoothie Verde 10 le proporcionarás a tu cuerpo alimentos sanos y ricos en nutrientes que te harán sentirte vivo! Sin embargo, debes saber que habrá momentos en que te sentirás frustrado, con ganas de rendirte; pero, si no te das por vencido, tu organismo te recompensará por el esfuerzo. ¡Te sorprenderán los resultados!

Los cuatro primeros días serán los más difíciles de esa experiencia. Hasta que tu cuerpo no se habitúe a recibir las calorías de los smoothies ricos en nutrientes, anhelarás aquellos alimentos a los que estabas acostumbrado. Es algo natural; por eso debes dejar que tu cuerpo se adapte durante los primeros cuatro días, aunque te sientas incómodo en ciertos momentos. Después de esos días iniciales, tu organismo se sentirá satisfecho con los smoothies y los sorprendentes nutrientes que contienen. Te encontrarás sano y pletórico de energía, quizá por primera vez en muchos años.

Al alimentarte única y exclusivamente de alimentos triturados (smoothies de verduras), frutas y verduras crudas, semillas y frutos secos sin sal, el sistema digestivo tiene que trabajar mucho menos. Eso le da a tu cuerpo la oportunidad de depurarse, curarse y renovarse.

Lo que debes incluir en los smoothies

Durante la Depuración Smoothie Verde 10, los únicos alimentos que puedes añadir a los smoothies son verduras de hoja verde, frutas y agua. Por favor, no añadas ninguna verdura que contenga almidón, como las patatas dulces, la remolacha, la zanahoria o cualquier otra hortaliza que no tenga hojas verdes. La fruta se digiere normalmente con rapidez, pero si se mezcla con verduras ricas en almidón, el estómago la deja reposar mientras digiere el resto de los alimentos. La fruta comenzará a fermentarse, produciendo gases y pesadez de estómago. Para evitar que eso suceda durante la depuración de 10 días, prepara los smoothies solamente con verduras de hoja verde, fruta y agua.

Procura utilizar solamente las variedades más oscuras de verduras, ya que proporcionan clorofila y otros nutrientes importantes. Entre las verduras de hoja verde oscura recomendadas cabe destacar la col rizada, las acelgas, las espinacas, las hojas tiernas de ensalada, la rúcula, la lechuga romana, las hojas de diente de león, las hojas de remolacha y la col verde. Debido a su calidad, es importante utilizar productos biológicos durante la depuración. Si no puedes encontrar frutas y verduras de cultivo ecológico, elimina los pesticidas y las ceras lavándolas lo mejor posible. Las ceras son muy difíciles de quitar y no se eliminan con un simple lavado, por lo que necesitarás comprar limpiadores especiales en la tienda de alimentos naturales. Asegúrate de enjuagar el producto después de haber quitado la cera. También puedes reducir la cantidad de tóxicos sumergiendo y frotando las verduras y la fruta en un baño que contenga un 10 por 100 de vinagre blanco y enjuagándolas posteriormente con agua.

Es importante utilizar agua mineral o purificada en los smoothies. Otra opción es el agua alcalina, ya que ayuda a la desintoxicación y a una mejor hidratación. En cuanto al agua del grifo, no resulta muy recomendable.

Prepararse para el primer día

Antes de empezar, te animo a que te mentalices para este nuevo proceso. Recuérdate cada día los maravillosos beneficios que obtendrás con la depuración de 10 días. Repítete a ti mismo que puedes hacerlo, y que deseas mejorar tu energía y tu salud como nunca antes habías imaginado.

Empieza cada mañana bebiendo varios vasos de agua para reponer la que se ha perdido durante la noche. A continuación toma una taza de infusión depurativa para que te ayude a limpiar aún más el hígado y los riñones. Si quieres mejorar el sabor, puedes añadir estevia, un edulcorante natural. Durante la depuración resulta esencial que bebas mucha agua a diario, ya que estar hidratado ayudará a que tu organismo elimine las toxinas que libera durante el proceso. Es muy probable que orines y evacues con frecuencia durante los primeros días.

Tómate las medidas y hazte alguna foto

Pésate, tómate las medidas (busto, cintura y caderas) y anota esas cifras junto con la fecha. ¡Hay quienes sobre todo adelgazan, mientras que otros reducen su talla; de ahí que debas registrar ambas cifras! La mayoría de las personas (80 por 100) perderá entre 5 y 7 kilos (de 10 a 15 libras) durante la depuración.

Hazte algunas fotos de cuerpo entero y alguna con un primer plano de tu rostro. Esta referencia te permitirá observar los cambios físicos que se producen. Es muy normal que notes una gran diferencia en el blanco de tus ojos, y que disminuyan tus ojeras y la hinchazón de los párpados. De esa forma podrás supervisar el progreso, y no solo mediante el peso, sino también observando tu aspecto general.

No solo se trata de adelgazar durante el proceso depurativo, sino de sentirse más sano. ¡Por eso querrás supervisar tu nivel de energía, tu digestión, tu estado anímico, tu claridad mental y la tersura de tu piel! ¡Consigue ambos objetivos! No conviertas la báscula en tu enemiga. Recuerda que el peso puede aumentar o disminuir durante la depuración, pero al final conseguirás adelgazar.

La lista de la compra

Te recomiendo comprar frutas y verduras para cinco días, ya que de esa forma solo tendrás que comprar dos veces durante la depuración de 10 días. A continuación encontrarás dos listas: una para los cinco primeros días y otra para los cinco restantes.

Estas listas dan por supuesto que seguirás al pie de la letra las diez recetas oficiales que aparecen en el capítulo 4.

Alimentos para los primeros cinco días

- 6 manzanas
- 1 racimo de uvas
- 600 gramos (20 onzas) de melocotones congelados
- 600 gramos (20 onzas) de arándanos congelados
- 450 gramos (15 onzas) de fresas congeladas
- 300 gramos (10 onzas) de bayas mezcladas
- 180 gramos (6 onzas) de mango troceado
- 3 plátanos
- 1 manojo de col rizada
- 600 gramos (20 onzas) de espinacas
- 600 gramos (20 onzas) de ensalada combinada
- Edulcorante estevia (paquetes)

- Una bolsa de linaza molida (normalmente en la sección de vitaminas)
- Frutas y verduras a tu elección para comer (manzanas, zanahorias, apio...)
- Frutos secos y semillas crudos o sin sal
- Infusión depurativa
- Sal marina (o cualquier sal marina sin yodo)
- OPCIONAL: Proteína vegetal en polvo o sin lactosa

Alimentos para los últimos cinco días

- 600 gramos (20 onzas) de mango troceado y congelado
- 600 gramos (20 onzas) de melocotones congelados
- 600 gramos (20 onzas) de piña troceada y congelada
- 300 gramos (10 onzas) de bayas combinadas y congeladas
- 180 gramos (6 onzas) de arándanos congelados
- 180 gramos (6 onzas) de fresas congeladas
- 2 manzanas
- 5 plátanos
- 1 manojo de col rizada
- 600 gramos (20 onzas) de espinacas
- 600 gramos (20 onzas) de ensalada combinada
- Fruta y verduras a tu gusto para comer (manzanas, zanahoria, apio...)
- Frutos secos y semillas crudos o sin sal

CAPÍTULO 4

¿Cómo se realiza la Depuración Smoothie Verde 10?

La Depuración Smoothie Verde 10 es una experiencia que transforma por completo la salud. Puedes escoger entre una depuración completa o una versión alternativa.

La *depuración completa* consiste en tomar tres smoothies, aperitivos e infusión o agua durante los 10 días. Este tipo de depuración te proporcionará grandes beneficios en lo que respecta a la salud y la pérdida de peso, ya que adelgazarás entre 5 y 7,5 kilos (de 10 a 15 libras).

La *depuración alternativa* consiste en tomar dos smoothies de verduras (uno en el desayuno y otro en la comida), más una comida sana en la cena, aperitivos y agua o té. La comida sana consta de una ensalada, verduras salteadas, pescado o pollo (a la parrilla o al horno).

La depuración alternativa es un buen plan que proporciona grandes beneficios para la salud gracias a los smoothies ricos en nutrientes que se ingieren. La pérdida de peso no es tan drástica, pero puedes adelgazar entre 2,5 y 5 kilos (de 5 a 10 libras) en los 10 días. La depuración alternativa se elaboró para aquellas personas que no desean o no se sienten capaces de someterse a la depuración completa. También es muy beneficiosa para los que no pretenden adelgazar, sino simplemente desintoxicarse.

Constituye una buena opción si es la primera vez que te depuras o deseas hacerlo de forma gradual.

Sea cual sea la opción que elijas, durante los 10 días debes evitar el azúcar blanco, la carne, la leche, el queso, el alcohol, la cerveza, el café, los refrescos y las bebidas dietéticas, los alimentos procesados, fritos y los carbohidratos refinados (pan blanco, pastas, donuts…).

RESUMEN DE LA DEPURACIÓN COMPLETA

1. INGESTA DE SMOOTHIES: Toma tres smoothies cada día; uno en el desayuno, otro en la comida y un tercero en la cena. También puedes beber pequeños sorbos durante el día si sientes hambre. Es importante que tomes un smoothie o un aperitivo cada tres o cuatro horas para acelerar el metabolismo. Cada batido debe contener entre 350 y 450 ml (de 12 a 16 onzas) de líquido. Prepara tu ración diaria por la mañana y guárdala en un termo para poder llevarla contigo. Métela en la nevera todo el tiempo posible.

2. ALIMENTOS PERMITIDOS: Durante el día puedes comer manzanas, apio, zanahorias, pepinos y otras verduras crujientes que te gusten. Otros aperitivos con un elevado contenido proteínico son la mantequilla de cacahuete sin edulcorar, los huevos duros y los frutos secos y las semillas crudas o sin sal (solo un puñado).

3. INGESTA DE AGUA E INFUSIÓN DEPURATIVA: Bebe al menos 8 vasos de agua al día (64 onzas), así como infusión depurativa o tisanas. Lo primero que debes hacer cada mañana es tomarte la infusión, ya que ayuda al proceso de desintoxicación limpiando los órganos que depuran el cuerpo, como el hígado, los riñones, la piel…

4. EVACUACIÓN INTESTINAL: Realiza uno de los dos métodos de limpieza de colon para procurar evacuar entre una y tres veces al día durante la depuración (véase capítulo 5).

5. ALIMENTOS EXCLUIDOS: azúcar refinada, carne, leche, queso, alcohol, cerveza, refrescos, bebidas dietéticas, alimentos procesados, fritos, carbohidratos refinados (pan blanco, pastas, donuts...).

RESUMEN DE LA DEPURACIÓN ALTERNATIVA

1. INGESTA DE SMOOTHIES Y DE UNA COMIDA SANA: Bebe dos smoothies al día, uno en el desayuno y otro en la comida, y para cenar elabora una comida sana. La cena sana consta de ensalada, verduras salteadas y pescado o pollo (al horno o a la parrilla). Puedes alterar este orden, siempre y cuando solo tomes una comida sana al día. Cada smoothie debe contener entre 350 y 450 ml (de 12 a 16 onzas) de líquido. Prepara tu ración diaria de smoothies por la mañana, guárdala en un termo para llevarla contigo y métela en la nevera todo el tiempo posible.

2. ALIMENTOS PERMITIDOS: Durante el día puedes tomar manzanas, apio, zanahorias, pepinos y otras verduras crujientes que te gusten. Otros aperitivos con un elevado contenido proteínico son la mantequilla de cacahuete sin edulcorar, los huevos duros y los frutos secos y las semillas crudas o sin sal (solo un puñado).

3. INGESTA DE AGUA E INFUSIÓN DEPURATIVA: Bebe al menos 8 vasos de agua al día (64 onzas), así como infusiones o tisanas depurativas. Lo primero que debes hacer cada mañana es tomarte la infusión, ya que ayuda al proceso de desintoxicación limpiando los órganos que depuran el cuerpo, como el hígado, los riñones, la piel...

4. EVACUACIÓN INTESTINAL: Realiza uno de los dos métodos de limpieza de colon para procurar evacuar entre una y tres veces al día durante la depuración.

5. ALIMENTOS EXCLUIDOS: azúcar refinada, carne, leche, queso, alcohol, cerveza, refrescos, bebidas dietéti-

cas, alimentos procesados, fritos, carbohidratos refinados (pan blanco, pastas, donuts...).

RECETAS PARA LOS 10 DÍAS DE LA DEPURACIÓN SMOOTHIE VERDE 10

A continuación encontrarás las recetas para los 10 días de depuración. Si utilizas la lista de compras que aparece en el capítulo 3, tendrás todos los ingredientes a mano.

Utiliza una receta al día, ya que será suficiente. Procura no variar las recetas hasta que finalices la depuración. Se diseñaron para desintoxicar el organismo, perder peso, aumentar la energía y purificar la mente. Intenta ceñirte a ellas durante la depuración para obtener los mejores resultados. ¡Una vez terminado el proceso puedes ser creativo, variar las recetas y continuar adelgazando y manteniéndote sano!

Los ingredientes sin triturar ocupan algo más de 2 litros, pero después de batirlos se reducen a 1 o 1,5 litros (de 36 a 48 onzas), dependiendo del tamaño de la batidora y la cantidad de agua que añadas. Divide la cantidad total en tres partes y toma una ración cada tres o cuatro horas, o bebe pequeños sorbos cada vez que sientas hambre.

Si no te apetece tomar smoothies todo el día, bebe al menos dos raciones para asegurarte de que tu cuerpo obtiene todos los nutrientes necesarios. Es importante tomar un smoothie o un tentempié cada tres o cuatro horas para acelerar el metabolismo. Aunque no desees comer tanto, es necesario proporcionarle energía al cuerpo ingiriendo un smoothie o comiendo algo ligero cada tres o cuatro horas.

NOTA IMPORTANTE: Si tienes una batidora de gran tamaño, puedes preparar la receta completa de una sola vez, ya que le caben fácilmente los 2 litros (72 onzas) que ocupan los ingredientes. Sin embargo, si tienes una pequeña, solo le cabrá 1 litro (32 onzas), así que tendrás que dividir las recetas por la mitad y batirlas dos veces para evitar que el contenido rebose.

Día 1: *Verduras y fresas*

3 puñados de espinacas
2 tazas de agua
1 manzana troceada sin corazón
1 taza de mangos congelados
1 taza de fresas congeladas
1 puñado de uvas congeladas sin pepitas
1 paquete de estevia (si es necesario, se puede añadir algo
    más para endulzar)
2 cucharadas de linaza molida
OPCIONAL: 1 medida de proteína en polvo

Introducir las hojas verdes y el agua en la batidora y triturar hasta que la mezcla adquiera una consistencia parecida al zumo de verduras. Dejar de batir y añadir los demás ingredientes. Mezclar hasta formar una crema.

Día 2: *Manzana y fresa*

3 puñados de ensalada combinada
2 tazas de agua
1 plátano sin piel
2 manzanas troceadas sin corazón
1½ tazas de fresas congeladas
2 paquetes de estevia (si es necesario, se puede añadir algo
    más para endulzar)
2 cucharadas de linaza molida
OPCIONAL: 1 medida de proteína en polvo

Introducir las hojas verdes y el agua en la batidora y triturar hasta que la mezcla adquiera una consistencia parecida al zumo de verduras. Dejar de batir y añadir los demás ingredientes. Mezclar hasta formar una crema.

Día 3: Manzana y arándanos

1 puñado de ensalada combinada
2 puñados de espinacas
2 tazas de agua
1½ tazas de arándanos congelados
1 plátano sin piel
1 manzana troceada sin corazón
1 paquete de estevia
2 cucharadas de linaza molida
OPCIONAL: 1 medida de proteína en polvo

Introducir las hojas verdes y el agua en la batidora y triturar hasta que la mezcla adquiera una consistencia parecida al zumo de verduras. Dejar de batir y añadir los demás ingredientes. Mezclar hasta formar una crema.

Día 4: Bayas y melocotón

2 puñados de col rizada
1 puñado de espinacas
2 tazas de agua
2 manzanas troceadas sin corazón
1½ tazas de melocotones congelados
1½ tazas de bayas congeladas
2 paquetes de estevia
2 cucharadas de linaza molida
OPCIONAL: 1 medida de proteína en polvo

Introducir las hojas verdes y el agua en la batidora y triturar hasta que la mezcla adquiera una consistencia parecida al zumo de verduras. Dejar de batir y añadir los demás ingredientes. Mezclar hasta formar una crema.

Día 5: Melocotón, arándanos y espinacas

3 puñados de espinacas
2 tazas de agua
1 taza de melocotones congelados
1 puñado de uvas frescas o congeladas sin pepitas
1½ tazas de arándanos
3 paquetes de estevia para endulzar
2 cucharadas de linaza molida
OPCIONAL: 1 medida de proteína en polvo

Introducir las hojas verdes y el agua en la batidora y triturar hasta que la mezcla adquiera una consistencia parecida al zumo de verduras. Dejar de batir y añadir los demás ingredientes. Mezclar hasta formar una crema.

Día 6: Piña y espinacas

2 tazas de espinacas frescas
1 taza de piña troceada
2 tazas de melocotones congelados
2 plátanos sin piel
1½ paquetes de estevia
2 tazas de agua
2 cucharadas de linaza molida
OPCIONAL: 1 medida de proteína en polvo

Introducir las hojas verdes y el agua en la batidora y triturar hasta que la mezcla adquiera una consistencia parecida al zumo de verduras. Dejar de batir y añadir los demás ingredientes. Mezclar hasta formar una crema.

Día 7: Piña y bayas

2 puñados de ensaladas combinadas
2 puñados de espinacas
1 plátano sin piel

1½ tazas de piña troceada
1½ tazas de trozos de mango congelado
1 taza de bayas congeladas
3 paquetes de estevia
2 tazas de agua
2 cucharadas de linaza molida
OPCIONAL: 1 medida de proteína en polvo

Introducir las hojas verdes y el agua en la batidora y triturar hasta que la mezcla adquiera una consistencia parecida al zumo de verduras. Dejar de batir y añadir los demás ingredientes. Mezclar hasta formar una crema.

Día 8: Espinacas, col rizada y arándanos

2 puñados de col rizada
2 puñados de espinacas
2 tazas de agua
1 manzana troceada sin corazón
1 plátano sin piel
1½ tazas de arándanos congelados
2 paquetes de estevia
2 cucharadas de linaza molida
OPCIONAL: 1 medida de proteína en polvo

Introducir las hojas verdes y el agua en la batidora y triturar hasta que la mezcla adquiera una consistencia parecida al zumo de verduras. Dejar de batir y añadir los demás ingredientes. Mezclar hasta formar una crema.

Día 9: Manzana y mango

3 puñados de espinacas
2 tazas de agua

1 manzana troceada sin corazón
1½ tazas de mangos
2 tazas de fresas congeladas
1 paquete de estevia
2 cucharadas de linaza molida
OPCIONAL: 1 medida de proteína en polvo

Introducir las hojas verdes y el agua en la batidora y triturar hasta que la mezcla adquiera una consistencia parecida al zumo de verduras. Dejar de batir y añadir los demás ingredientes. Mezclar hasta formar una crema.

Día 10: *Piña y col rizada*

2 puñados de col rizada
1 puñado de ensalada combinada
2 tazas de agua
1½ tazas de melocotones congelados
2 puñados de piña troceada
2 paquetes de estevia
2 cucharadas de linaza molida
OPCIONAL: 1 medida de proteína en polvo

Introducir las hojas verdes y el agua en la batidora y triturar hasta que la mezcla adquiera una consistencia parecida al zumo de verduras. Dejar de batir y añadir los demás ingredientes. Mezclar hasta formar una crema.

CAPÍTULO 5

Recomendaciones personales de JJ

¡Veamos algunos consejos que te ayudarán a conseguir tus objetivos!

Únete a un grupo de Facebook. Consigue apoyo, ánimo y consejos míos y de otras personas en:

https://www.facebook.com/groups/Green.Smoothie.Cleanse/

La potencia de la batidora es importante. Utiliza una batidora de alta potencia (unos 1.000 vatios). Con una batidora de ese tipo, solo tendrás que batir durante 30 segundos o 1 minuto para que el smoothie adquiera una textura suave y cremosa. Sin embargo, si tienes una batidora mediana, tendrás que duplicar el tiempo de trituración.

Añade proteína al batido. La proteína en polvo no es obligatoria durante la depuración, por eso en las recetas aparece como algo opcional. Sin embargo, como nutricionista que soy, te recomiendo que añadas una medida de proteína al día, ya que eso hará que te sientas saciado durante más tiempo y acelerará tu metabolismo. La proteína en polvo le da un sabor ligeramente pastoso al smoothie, por eso debes probarlo antes de agregarla y luego añadirla para ver si es de tu agrado. Puesto que no debes tomar productos lácteos (leche de vaca) durante la depuración, procura disponer de una proteína vegetal en polvo que no contenga lactosa, como por ejemplo proteína de arroz, soja o cáñamo, pero no proteína de suero, que está hecha con leche de vaca. Yo tengo varias marcas favoritas, pero tú puedes investigar hasta encontrar las tuyas, ya que hay múltiples opciones. Otras fuentes de proteínas son los huevos duros, los frutos secos y las semillas crudas y sin sal, especialmente las semillas de salvia o linaza, y la mantequilla de cacahuete sin edulcorar.

Mastica los smoothies. Intenta masticar todo lo posible, ya que el proceso digestivo comienza con la saliva. Por esa razón, intenta recordar que debes «masticar» tu smoothie, ya que de esa forma minimizarás la pesadez de estómago y los gases.

Acepta las oscilaciones de peso. Durante la depuración, algunos días ganarás peso y otros lo perderás. Es completamente normal. El peso varía a causa de tres factores de tu organismo: el músculo, la grasa y el agua. El músculo es lo que más pesa; razón por la que al entrenar y desarrollar masa muscular también se gana peso. Sin embargo, progresas al fortalecer los músculos porque eso te ayuda a quemar grasa durante todo el día. Para las mujeres, el agua es la principal responsable del aumento de peso a causa de las hormonas.

Muchas mujeres retenemos de 2,5 a 5 litros (de 5 a 10 libras) durante el ciclo menstrual. ¡En el caso de algunas, el exceso de sal o sodio hace que el agua quede atrapada debajo de los tejidos, causándonos un aumento de peso o que tengamos un aspecto hinchado y abotargado! Por tanto, no te preocupes si aumentas o bajas de peso. ¡Sin embargo, si engordas semana tras semana, entonces sí que hay un problema! También puedes utilizar una báscula Tanita, ya que te dirá tu peso y el porcentaje de músculo, grasa y agua del organismo. ¡Son muy útiles para las personas que hacen ejercicio!

Elimina los tallos de las verduras. Muchas verduras, como la col rizada o la col verde, vienen empaquetadas sin los tallos; si ese no es tu caso, debes procurar quitárselos, ya que alteran ligeramente el sabor. Yo prefiero comprarlas sin tallos.

Cambia de verduras. Todas las verduras contienen cierto tipo de alcaloides. Aunque esas sustancias no son perjudiciales en pequeñas proporciones, si tomas el mismo tipo de verdura semana tras semana, se pueden acumular provocando graves problemas de salud. La forma más fácil de evitarlo es cambiar de verduras. Una semana compra espinacas; la siguiente, col rizada, y la otra, lechuga romana. También puedes comprar dos verduras a la semana y la siguiente otras dos distintas. La cuestión es variar de verduras cada semana. Hay muchas para elegir.

Consume fruta madura. La fruta madura es más digestiva a causa de las enzimas que contiene. Si al comprarlas no están maduras, deja que lo hagan antes de introducirlas en la batidora.

Dispón de fruta congelada. Puedes consumir fruta congelada en lugar de fresca. La congelada es más barata y tiene tanto o más valor nutritivo. En cuanto a la fresca, se estropea a los pocos días, algo que no sucede con la congelada.

Añade hielo. Si toda la fruta es fresca, emplea hielo en lugar de agua para garantizar que el smoothie esté frío.

Agrégale sabor a los smoothies. Las recetas pueden alterarse ligeramente para darles más sabor. Añade más agua o hielo si el smoothie está demasiado espeso para tu gusto. También puedes incorporar más estevia para endulzarlos si lo consideras necesario. La estevia es un edulcorante natural que no aumenta el nivel de azúcar en la sangre. También puedes aumentar la cantidad de fruta para que tengan un sabor más dulce. Es importante que los smoothies tengan un sabor agradable, ya que de esa forma continuarás la depuración.

Bebe mucha agua. Lo ideal es beber unos 2 litros (64 onzas) al día, ya que ayuda a eliminar las toxinas. Si bebes suficiente agua, orinarás con frecuencia cuando empieces la depuración. ¡Es normal y muy saludable!

Bebe tisanas depurativas o infusiones. Las infusiones son importantes durante la depuración. No solo reducen el hambre, sino que ayudan al proceso de desintoxicación. Las más recomendables son las de manzanilla, menta, té verde, diente de león, jengibre, cardo mariano, zarzaparrilla y ginseng. Sin embargo, mi marca favorita, elaborada específicamente para la depuración, es un té desintoxicante de tripe hoja (Detox Tea de Triple Leaf) y las infusiones de la marca Yogi. Añade estevia a tu gusto.

¡Los diabéticos deben consumir fruta con bajo contenido en azúcar! Las personas con diabetes deben supervisar cuidadosamente su ingesta de azúcar en cada comida. La mayor preocupación de los diabéticos es el contenido de azúcar natural en los smoothies de verduras y fruta. Se recomienda que los diabéticos, o los que padecen candidiasis, consuman solamente frutas con un bajo contenido de azúcar, como por ejemplo manzanas, pomelos, limones, limas, bayas, fresas, arándanos rojos, frambuesas, bayas de goji y arándanos. Entre las frutas con un moderado contenido de azúcar cabe señalar los melocotones, naranjas, peras, manzanas, granadas y ciruelas. Las frutas con un elevado contenido de azúcar son los albaricoques, melones, kiwis, mangos, papayas, piñas, plátanos, dátiles, higos, pasas y uvas. ¡Procura comprobar tu nivel de azúcar durante el día para ver que las cifras se mantienen estables! Y no olvides consultar con tu médico antes de iniciar la depuración.

Evacuación intestinal. Debes evacuar de una a tres veces al día, y nunca menos de una vez. Es imprescindible que tus intestinos eliminen las toxinas de tu organismo durante la depuración. Si llevas más de 24 horas sin evacuar, hay dos métodos para limpiar el intestino. *Método 1:* Limpieza intestinal con agua salada, es decir, beber agua con sal marina sin yodo. Para acostumbrarte al sabor, toma primero dos cucharaditas de sal marina disueltas en un cuarto de litro (8 onzas), e inmediatamente después 3 vasos más de agua. El momento propicio para hacerlo es por la mañana, en ayunas, y en cuestión de 30 minutos o 1 hora evacuarás varias veces. *Método 2:* Un producto que elimina de forma muy eficiente la materia fecal del colon es Mag07, por eso lo recomiendo. Toma 3 o 4 pastillas antes de acostarte y evacuarás abundantemente por la mañana. Muchos de mis clientes lo utilizan de forma regular para limpiar el colon.

No pases hambre. Procura comer algún tentempié entre un smoothie y otro. La depuración no debería ser una dieta que te haga pasar hambre. Existen alimentos con un elevado contenido proteínico, como la mantequilla de cacahuete sin edulcorar o los huevos duros. También puedes tomar verduras crudas, fruta, y frutos secos o semillas crudas sin sal (solo un puñado).

Modera la cantidad de fruta. Es cierto que la fruta endulza el sabor de las verduras, pero un exceso aumenta el nivel de azúcar en la sangre, causa dolores de cabeza y provoca una extraña sensación debajo de la piel. Escoge una fruta diferente cada día, o añade frutas diferentes en dosis pequeñas. ¡Aunque las frutas contienen azúcares naturales, el organismo no diferencia entre ese tipo y un alto contenido de fructosa, que tiene propiedades adictivas! ¡Por esa razón, no debes excederte con la fruta!

Aléjate de tu familia y amigos. A veces necesitas desintoxicar tus emociones tanto como tu cuerpo distanciándote de aquellos familiares y amigos que te desaniman diciéndote: «¡No lo conseguirás!», «¡No estás preparado!», o cosas por el estilo. Si algunas personas te influyen negativamente con sus palabras, te aconsejo que no pases mucho tiempo con ellas. ¡Ya tenemos suficientes ideas negativas creadas por uno mismo para que otros vengan encima a inculcárnoslas! No malgastes tu tiempo con quienes te dicen que no puedes conseguir algo. Quiero advertirte que, cuando comiences la depuración, habrá momentos en que desearás abandonar. Es natural. Pero también sé que hay ocasiones en que la única forma de avanzar en la vida es sintiéndose incómodo. ¿De qué otra forma se puede crecer mental, física y espiritualmente? Tampoco hay que darle mayor importancia si uno se engaña un poco, ya que, aunque no cumplas a rajatabla la depuración durante un día, te garantizo que estás alimentándote de forma más sana que antes de iniciar la depuración. ¡A eso se le llama progreso! ¡Estás haciendo lo que debes! No obstante, es normal que te sientas molesto, irritable, dubitativo y malhumorado. Sin embargo, un día empezarás a sentirte contento, pletórico de energía, satisfecho de haberlo logrado. ¿No quieres experimentar esa sensación?

Prepárate para sentirte molesto. Durante los primeros días te sentirás hambriento e irritable. Toma algún tentempié hasta que tu cuerpo se habitúe a tomar menos alimento. Puedes picar algo ligero para saciar el hambre, pero si comes durante todo el día, no perderás tanto peso. No te preocupes. Deja que tu organismo se acostumbre a ese proceso si existe la posibilidad de que no cumplas con unos sanos hábitos alimentarios. El organismo tiene la capacidad de mantener el peso ideal si te centras en recuperar la salud. A medida que trascurran los días, no desearás comer tanto y aprenderás a hacerlo con moderación, ya que tu cuerpo se adapta para que tenga mejores hábitos alimentarios. Continúa con el proceso, y no te preocupes si te sientes molesto de vez en cuando porque al final tu cuerpo te lo agradecerá. Muchos comemos por costumbre o aburrimiento; a eso se le denomina hambre emocional, no física. Ha llegado la hora de aprender la diferencia entre ambas cosas.

Sigue las diez recetas de la depuración. Te animo a que sigas las diez recetas específicas que aparecen en este libro, porque se han elaborado para depurar el organismo y adelgazar. Las diez recetas están equilibradas nutritivamente con proteínas, carbohidratos y grasas saludables. No sustituyas el agua por otros líquidos. El agua de coco, por ejemplo, aporta un sabor más agradable a los smoothies, pero posee un elevado contenido de azúcares naturales. Eso significa que si eres adicto al azúcar, te será más difícil romper con esa adicción. Después de los 10 días, a medida que sigas tomando los smoothies, puedes añadir otras frutas, aceites, verduras y algunos superalimentos que aparecen en este libro. Tienes toda la vida por delante para ser creativo con tus recetas de smoothies.

Elabora un archivo de recetas. Cada vez que prepares un smoothie, anota la receta en una ficha y puntúala en una escala del 1 al 10. Eso te servirá para tener un buen repertorio de recetas que te gusten. En el *Apéndice* y en las *Preguntas frecuentes* hay una lista de sitios *web* con muchas recetas que puedes probar una vez finalizada la depuración de 10 días.

Céntrate en la salud y luego vendrá el adelgazamiento. ¡Si con la depuración pretendes perder peso con rapidez, estás completamente equivocado! Pesarse a diario es una pérdida de tiempo, ya que no todos los días adelgazarás, puede que incluso haya algunos días en que ganes peso porque tu cuerpo se está adaptando durante el proceso de depuración. ¡Debes prepararte para afrontarlo! No malgastes tu tiempo desanimándote por lo que te diga la báscula. ¡No dejes que se convierta en tu enemiga! La mayoría de las personas pierden entre 5 y 7,5 kilos (de 10 a 15 libras) con la depuración completa. ¡Obviamente, muchas pierden menos de 5, pero otras pierden 10 kilos (20 libras)! Sin embargo, la cuestión reside en comer sano y vivir de forma saludable. Observa tu nivel de energía, tu piel, la calidad de tu sueño y tu digestión. Si te centras en adelgazar con rapidez, estarás a régimen de por vida. ¡Yo ya no hago más dietas! El 95 por 100 de las personas que lo intentan recuperan el peso a los tres o cinco años. Lo importante es cambiar de hábitos alimentarios para siempre. Reeducarás tus papilas gustativas para que deseen alimentos más saludables. ¡Adoptarás unos hábitos alimentarios sanos y ya nunca más tendrás que contar calorías ni medir el tamaño de tus raciones! Cuida de tu salud y verás cómo luego pierdes peso.

Conoce los síntomas de la depuración. Es muy importante conocerlos; así que, por favor, lee la explicación detallada que aparece en la siguiente sección.

Conoce y acepta de buena gana los síntomas de la depuración. Muy probablemente experimentarás los síntomas depurativos; su intensidad depende de lo intoxicado que estés al comenzarla. Debes conocer y aceptar con agrado esos síntomas porque, aunque resultan desagradables, representan un signo de progreso. Entre los más típicos se incluyen los siguientes:

- *Dolor de cabeza, dolores y náuseas.* Si tomas mucho café, es normal que tengas dolor de cabeza durante los primeros días. También puedes padecer dolores físicos, de articulaciones e incluso náuseas. Si el dolor de cabeza es muy intenso, toma alguna pastilla, siempre y cuando no sean contraproducentes para tu salud.

- *Ansias.* Cuando el organismo se desintoxica, anhela los alimentos a los que estaba acostumbrado, como la carne, los productos lácteos, el azúcar y la cafeína. El ansia puede durar varias horas o días, pero desaparecerá a medida que elimines la sobrecarga de toxinas.

- *Fatiga.* Procura descansar durante la desintoxicación, ya que la eliminación de toxinas te producirá cansancio y te sentirás exhausto. Tómatelo con calma y descansa.

- *Dolores musculares.* Quizás te sientas abatido, como si estuvieses cogiendo un resfriado o incubando una gripe. Tal vez incluso empieces a moquear.

- *Erupciones cutáneas.* Los sarpullidos, e incluso el acné, son signos de que tu cuerpo está expulsando toxinas a través de la piel, el mayor órgano de eliminación del cuerpo. Mediante los edemas de colon, la limpieza con agua salada o tomando hierbas (como Mag07) que favorecen el tránsito intestinal, se pueden minimizar las erupciones y los sarpullidos.

- *Irritabilidad.* El hecho de no comer tus alimentos favoritos te hará sentirte irritado y aburrido, por eso es normal que estés malhumorado. Por ello, es un buen momento para evitar los eventos sociales.

Si los síntomas de la depuración fuesen muy fuertes, sigue estas pautas:

1. *Cambia el porcentaje de fruta a vegetales.* Empieza con un 30 por 100 de verduras y un 70 por 100 de fruta, y ve incrementando el de verduras y reduciendo el de fruta a medida que pase el tiempo.

2. *Hidrátate.* Bebe mucha agua, ya que ayuda al proceso de desintoxicación.

3. *Adáptate gradualmente a la depuración completa.* El primer día toma un smoothie de verdura en el desayuno y una comida sana y ligera en la comida y en la cena (una gran ensalada). Recuerda que debes evitar el azúcar, la carne, los productos lácteos… El segundo día, toma un smoothie de verdura en el desayuno y en el almuerzo, pero haz una cena ligera y sana, como una ensalada. El tercer día deberás estar preparado para tomar smoothies durante todo el día. De no ser así, cambia a la modalidad de depuración alternativa.

CAPÍTULO 6

¿Cómo podemos continuar adelgazando tras la depuración de 10 días?

¡Enhorabuena por asumir el control de tu salud cuidando de tu cuerpo y alimentándolo con lo que necesita para estar delgado, sano y pletórico de energía! Cosecharás las recompensas y continuarás disfrutando de un estilo de vida que te proporcionará felicidad y buena salud. Procura dedicar algo de tiempo a alimentar tu espíritu y tu alma proporcionándole a tu organismo el descanso y la relajación que precisa para mantenerse fuerte y sano. Te has regalado algo maravilloso: bienestar y buena salud.

Terminar la depuración

¡No empieces a tomar comidas completas al terminar la depuración!

Después de estar unos días sin alimentarte como solías y de depurar tu cuerpo, es de suma importancia que empieces a añadir comidas completas a tu dieta de forma gradual. Probablemente tengas la tentación de comer mucho, aunque resulte muy perjudicial para tu organismo. Dedica, por tanto, al menos tres días para reintroducir los alimentos completos. Las ensaladas son un buen plato con el que empezar la transición. Prepara aliños deliciosos que sean de tu agrado para las ensaladas. Continúa tomando smoothies y presta atención a los mensajes de tu cuerpo para saber qué alimentos le sientan bien.

Durante los dos días posteriores a la depuración, toma un smoothie de verduras en el desayuno y una ensalada o verduras salteadas en el almuerzo y la cena. El objetivo es comer muy ligero. Si empiezas a tomar comidas completas de inmediato, es probable que notes pesadez de estómago o tengas náuseas. ¡Créeme! Me ha sucedido. ¡Sentí una enorme pesadez! ¡Puff!

El tercer día podrás tomar un smoothie de verduras en el desayuno y comidas ligeras (ensaladas y carnes magras saludables como el pescado y el pollo) en la comida y la cena. El cuarto día ya podrás comer comidas completas con facilidad, pero procura que sean sanas y no demasiado copiosas. Durante esos días no anhelarás alimentos nocivos, por lo que te resultará muy sencillo evitarlos. Una muy saludable costumbre es empezar el día con un smoothie de verduras en el desayuno para mantener el peso perdido.

El hecho de sustituir una comida por un smoothie te hará adelgazar de forma permanente, además de mejorar tu salud. Reavivará tu metabolismo y te proporcionará mucha energía.

¡Mereces ser feliz y estar sano y en forma! No importa lo que sucediese en el pasado, ni qué malos hábitos alimentarios hayas tenido, eso quedó atrás. Mira al futuro, sigue avanzando y escoge esos alimentos que te hacen sentir bien interiormente.

Continuar adelgazando después de la depuración

¡Perder de 0,5 a 1 kilo (1 a 2 libras) a la semana es algo muy sano! ¡Con la depuración deberías adelgazar de 5 a 7 kilos (de 10 a 15 libras), lo que te motivará para continuar!

Para seguir perdiendo aproximadamente 1 kilo (2 libras) a la semana, toma dos smoothies al día y haz una comida limpia con un elevado contenido de proteínas. Para perder medio kilo (1 libra) aproximadamente, toma un smoothie al día y haz dos comidas limpias con un elevado contenido proteínico. Consulta el *Apéndice* para ver una lista de recetas limpias con un elevado contenido en proteínas.

Los alimentos «limpios» son los alimentos naturales, integrales, crudos u ecológicos que el organismo puede digerir de forma efectiva y utilizar su energía sin dejar un exceso de desechos o toxinas. Entre los alimentos «limpios» se incluyen las proteínas magras, los buenos carbohidratos y las grasas saludables.

¿Por qué se deben tomar proteínas en cada comida? Las proteínas contrarrestan la excesiva reacción del organismo a los carbohidratos, lo cual provoca una subida de insulina y la acumulación de grasa. Las proteínas te harán sentirte saciado durante más tiempo, reduciendo las ansias y evitando que comas en exceso. También te ayudarán a aumentar y mantener la masa muscular, y sabemos que los músculos queman naturalmente más calorías que la grasa.

A continuación se muestran diez ejemplos de comidas limpias con un elevado contenido proteínico:

1. Salmón a la parrilla con menestra de verduras.
2. Filete de magro con patatas dulces y verduras.
3. Salmón a la parrilla con quinua y verduras.
4. Atún en una menestra de verduras.
5. Pollo o filete de magro en una ensalada César.
6. Fletán a la parrilla con verduras rehogadas.
7. Pollo al horno con patatas dulces horneadas y verduras rehogadas.
8. Pollo salteado con arroz integral.
9. Filete de solomillo de magro con judías de Lima.
10. Chili de pavo.

No recomiendo a nadie que realice la depuración completa durante más de dos semanas, ya que se le debe dar al organismo un descanso después de ese periodo. De este modo consigues que tu metabolismo continúe acelerado al mezclar los alimentos que tomas cada semana. ¡Aunque no lo recomiendo, si decides someterte a una depuración completa por un periodo superior a dos semanas, debes añadir más proteínas a tu dieta y procurar utilizar diferentes verduras cada semana!

Una dieta de dos smoothies más una comida con un elevado contenido proteínico es muy saludable y más que suficiente durante toda la vida. Sin embargo, no debes ser demasiado rígido con ese ritual o te aburrirás. Hay días en que te apetecerá tomar un suculento desayuno, así que puedes dejar los smoothies para el almuerzo y la cena. ¡Cambia de rutina!

También te animo a que hagas «ejercicio» aunque no puedas ir al gimnasio. Por ejemplo, puedes subir las escaleras en lugar de tomar el ascensor, caminar cuando vayas a comer, aparcar el coche lo más lejos posible cuando vayas al supermercado o al centro comercial y recorrer a pie esa distancia. ¡El ejercicio físico es muy beneficioso para mejorar la salud en general y todos debemos hacerlo! Si llevas una vida más activa, mejorará tu salud en general y adelgazarás. Hacer una vida activa no significa necesariamente tener que ir al gimnasio.

Si la pérdida de peso se paraliza

Si empiezas a estancarte y la pérdida de peso se detiene (en caso de que hayan pasado dos semanas y no hayas adelgazado), hay algo que te convendría hacer: revisar el estado de tus hormonas. ¡Si tienes depósitos de grasa persistentes, probablemente sea debido a las hormonas! En mi bestseller *Pierde peso sin dieta ni ejercicio* hay dos capítulos titulados «Cómo corregir los desequilibrios hormonales» y «Cómo no engordar durante la perimenopausia y la menopausia». En ambos hablo de esas seis hormonas que producen un aumento de peso, ya que al ralentizar tu metabolismo impiden que adelgaces.

Es esencial que conozcas el papel que desempeñan las hormonas en el aumento o la pérdida de peso. Algunas de ellas te comunican si estás hambriento o saciado; otras le informan a tu cuerpo sobre qué debe hacer con los alimentos que ingieres, si utilizarlos como energía o almacenarlos en forma de grasa, lo cual nos hace engordar. Las hormonas son las responsables de metabolizar las grasas. Si las controlas, podrás mantener a raya tu peso.

Las hormonas afectan tu estado anímico, tu aspecto y, lo más importante, tu forma de mantener el peso y la salud. Cuando tus hormonas estén bien equilibradas, gozarás de buena salud, te sentirás atractivo y pletórico de energía. Por el contrario, si están desequilibradas, tendrás cambios de humor, anhelarás alimentos poco sanos y te sentirás cansado y aletargado. Las hormonas son muy importantes para adelgazar, y equilibrarlas te ayudará a mantenerte delgado y sano.

Consejos para perder peso: la forma natural y sana de adelgazar

Toma una buena ensalada al día. Incluye una ensalada de hojas verdes y muchas verduras con coloración en tu dieta diaria.

Bebe un smoothie al día. Junto con la ensalada, el smoothie te añadirá muchos nutrientes y eliminará tu ansia por tomar alimentos poco sanos. Puedes agregarle algo de proteína, linaza, espirulina, aceite de coco y polen de abeja, para mejorar la salud.

Escoge alimentos ricos en nutrientes, no calorías vacías. Toma alimentos con muchas vitaminas, minerales, fitonutrientes, fibra y ácidos grasos omega 3. La comida basura solo contiene calorías vacías, y lo que tú quieres es que esas calorías te proporcionen beneficios nutricionales que ayuden a curar tu cuerpo y te mantengan en un peso ideal de forma constante.

Toma proteínas en todas las comidas. Toma proteínas antes de ingerir carbohidratos o grasas. También puedes tomar solamente proteínas. Los alimentos con un elevado contenido proteínico no incrementan el nivel de insulina y, por eso, son alimentos limpios y equilibrados. Siempre que tomes carbohidratos, debes añadir también proteínas. Por regla general, debes ingerir la mitad de cantidad de proteínas que de carbohidratos. Por ejemplo, si tomas 30 gramos de carbohidratos, entonces debes ingerir 15 gramos de proteínas para evitar una subida de insulina que cause un exceso de grasa que se acumulará en tu organismo.

Evita el azúcar, la sal y las grasas trans. Esos son los tres ingredientes principales que causan un aumento de peso. Intenta evitarlos por todos los medios porque no tienen valor nutritivo y son perjudiciales para la salud. La sal provoca pesadez de estómago, hinchazón y retención de fluidos. Lo bueno de las grasas trans es que la Administración de Medicamentos y Alimentos (FDA, por sus siglas en inglés) las regula; y los fabricantes de alimentos tienen que indicar su cantidad en cada ración cuando excede los 0,5 gramos por unidad.

Limita las carnes rojas a dos o tres veces por semana. Las carnes rojas contienen muchas grasas saturadas, por eso debes limitar su ingesta a dos o tres veces por semana. En su lugar puedes ingerir más proteínas procedentes del pescado, de la carne de ave y de alimentos vegetales como el arroz integral, las judías y los frutos secos, que contienen grasas beneficiosas y, además, esenciales.

Toma al menos 30 gramos de fibra al día. Muchos estudios han demostrado que las dietas con un elevado contenido en fibra te ayudan a perder peso y te protegen contra las enfermedades cardiacas, apoplejía y algunos tipos de cáncer.

Come cuatro o cinco veces al día. Adelgazarás con más rapidez si comes cuatro o cinco veces al día en lugar de tres. Intenta comer cada tres o cuatro horas y piensa en términos de tres comidas y dos aperitivos. Cada vez que comes, estimulas el metabolismo durante un breve periodo de tiempo. Por esa razón, cuantas más veces comas, más acelerarás el tuyo.

Comer cada dos o tres horas alimenta tus músculos y reduce la grasa.

Compra alimentos ecológicos siempre que sea posible. Compra alimentos ecológicos exentos de conservantes químicos, aditivos, hormonas, pesticidas y antibióticos. Los alimentos ecológicos frescos son mucho menos tóxicos que los procesados, congelados o empaquetados, y dejan menos residuos y desechos en el organismo.

Bebe agua pura. El agua realiza un sorprendente trabajo de desintoxicación en el cuerpo. La cuestión consiste en no beber agua con la comida, ya que diluye los jugos gástricos y dificulta la digestión. No bebas nada 30 minutos antes de comer y espera al menos dos horas después de cada comida para hacerlo. Es increíble la cantidad de energía que sentirás si lo haces. En ocasiones, la sed se confunde con el hambre. Beber agua es una buena forma de mitigarla.

Bebe té verde. Trata de dejar el café y cámbiate al té verde, si es posible alguno que no contenga cafeína. El té verde es especialmente beneficioso para bajar de peso y reducir la grasa corporal, ya que estimula la digestión y evita la hipertensión. El té verde aporta muchos beneficios, pero en lo que respecta a la pérdida de peso ayuda a que el cuerpo queme de forma más rápida y eficiente la grasa. El té verde es mejor que el negro o el café porque la cafeína que contiene funciona de forma distinta. Hace que el cuerpo utilice su propia energía de forma más efectiva, mejorando la vitalidad y la resistencia sin experimentar esos altibajos que se experimentan normalmente con la cafeína. Eso se debe a la gran concentración de taninos que contiene, lo que garantiza que la cafeína llegue al cerebro en pequeñas cantidades, armonizando de esa forma la energía del cuerpo.

No te dejes vencer por el hambre emocional. Tienes que aprender la diferencia entre el hambre física y emocional. Si sientes deseos de comer, pero no han transcurrido más de dos horas desde la última vez que lo hiciste, debes buscar la forma de cambiar ese estado. Procura encontrar algún entretenimiento durante al menos una hora. Pon el despertador y bebe un poco de agua. Repítete a ti mismo que comerás dentro de una hora. Eso hará que te relajes mentalmente. Luego, procura estar ocupado o sentirte realizado durante esa hora.

Los mejores y peores alimentos para perder peso

La tabla siguiente te muestra los alimentos que debes tomar y cuáles evitar si tu objetivo es adelgazar. Si quieres acelerar el adelgazamiento, come más alimentos de la parte izquierda.

TIPO	ALIMENTOS QUE SE DEBEN COMER (para seguir perdiendo peso)	ALIMENTOS QUE SE DEBEN EVITAR (aumentan el peso)
Carnes	Almejas, arenque, atún, bacalao, calamares, camarones, carne de cangrejo, codorniz de Cornualles, eglefino, fletán, langosta, lenguado, lubina, ostra, pechuga de pavo, platija, pollo sin piel, salmón, sardinas, siluro, tilapia, tocino de pavo, trucha, vieiras.	Beicon, cecina, carnes con un elevado contenido de grasas como bistec, costilla, pepperoni, perritos calientes, salami, salchichas.
Verduras	Aceitunas, aguacate, ajo, apio, batata, col rizada, brócoli, calabacín, calabaza, cebollas, champiñones, col verde, col, coles de Bruselas, coliflor, espárragos, espinacas, guisantes, judías verdes, lechuga, patatas dulces, pepino, perejil, pimientos rojos, rábanos, tomates, verduras verdes, zanahorias.	Todas las verduras son buenas. Sin embargo, si tratas de adelgazar, evita las patatas blancas y rojas, el maíz y los plátanos.

Continúa ➡

TIPO	ALIMENTOS QUE SE DEBEN COMER (para seguir perdiendo peso)	ALIMENTOS QUE SE DEBEN EVITAR (aumentan el peso)
Frutas	En general todas las frutas son sanas. Sin embargo, si deseas adelgazar (o eres diabético), las mejores frutas son aquellas que contienen pocos azúcares como los arándanos rojos, arándanos, frambuesas, fresas, fruta de la pasión, lima, limones, moras, pomelo.	Frutas en conserva, secas y los snacks de fruta.
Cereales (panes, pasta, arroz)	Arroz integral, arroz silvestre, avena cortada, cebada, harina de coco, quinua, trigo burgol, trigo sarraceno.	Arroz blanco, donuts, harina blanca, pasta blanca, rosquillas.
Judías/ legumbres	Fabas, frijoles de carete, garbanzos, guisantes, habas, judías blancas, judías mantequilla, judías negras, judías pintas, judías verdes, lentejas.	Judías secas y refritas.
Lácteos	Huevos, leche de almendras, leche de arroz, leche de cabra, leche de cáñamo, leche de coco, mantequilla no láctea (vegetariana), yemas de huevo.	Leche condensada, yogur con frutas, leche de vaca, queso amargo, leche enriquecida, queso de nata, queso, requesón.
Frutos secos y semillas	Frutos secos y semillas crudas y sin sal: almendras, anacardos, avellanas, cacahuetes, nueces de Brasil, nueces de cedro, nueces de Macadamia, nueces, pacanas, pistachos. Semillas: linaza, semillas de calabaza, semillas de chía, semillas de cáñamo, semillas de sésamo, semillas de girasol.	Frutos secos y semillas cubiertas de azúcar.

Continúa ➡

TIPO	ALIMENTOS QUE SE DEBEN COMER (para seguir perdiendo peso)	ALIMENTOS QUE SE DEBEN EVITAR (aumentan el peso)
Aceites	Aceite de aguacate, aceite de coco, aceite de oliva virgen extra, aceite de pescado, aceite de linaza, aceite de sésamo.	Grasa de beicon, grasa de pollo, margarina, aceites hidrogenados (grasas trans), aceites vegetales.
Edulcorantes	Enumerados según sean más efectivos a la hora de adelgazar: estevia, fruta del monje, xilitol, néctar de agave, miel cruda, azúcar de coco, alcohol de azúcar.	Azúcar blanco, sirope de maíz con alto contenido de fructosa, sirope de arroz marrón, azúcar marrón, dextrosa, zumo de fruta concentrado, azúcar crudo.
Especias y aliños	Ajo, azafrán, canela, cardamomo, cebolla, cilantro, cúrcuma, guindilla, jengibre, nuez moscada, orégano, perejil, pimienta de Cayena, pimienta negra, romero, salvia, salsa tamari, tomillo, vinagre de manzana.	Kétchup, mayonesa, MSG, sal de mesa, salsa Worcestershire.
Aperitivos	Frutas y verduras frescas, palomitas de maíz (con poca sal), cacahuetes, anacardos y mantequilla de almendra sin edulcorar, chocolate ecologico sin edulcorar, frutos secos y semillas, huevos duros, yogur natural, frutos secos combinados.	Caramelos, donuts, galletas, helados, pasteles, patatas fritas, repostería, tartas, tortitas de maíz.
Bebidas	Agua alcalina, agua de coco, agua destilada o mineral, infusiones, té con menta, té negro, té verde, zumos recién exprimidos.	Refrescos, bebidas isotónicas, zumos embotellados, bebidas combinadas, cerveza.

Continúa ➡

TIPO	ALIMENTOS QUE SE DEBEN COMER (para seguir perdiendo peso)	ALIMENTOS QUE SE DEBEN EVITAR (aumentan el peso)
Métodos de cocción	A la parrilla, asados, cocidos, a presión, al vapor, horneados, rehogados, salteados.	A la barbacoa, fritos en sartén o freidora, churruscados, ennegrecidos.

Superalimentos que se pueden añadir a los smoothies

Son fuentes nutricionales que incrementan la cantidad de fibra, vitaminas, minerales y otros nutrientes en tus smoothies. Los puedes añadir después de la depuración de 10 días, cuando conviertas los smoothies en un hábito diario.

- Bayas de acai: una potente combinación de antioxidantes que reducen el proceso de envejecimiento.
- Aloe vera: tiene propiedades antiinflamatorias, antibacterianas y antimicóticas.
- Aguacate: contiene muchas grasas saludables.
- Polen de abeja: aumenta la energía y la resistencia.
- Levadura de cerveza (nutricional): una gran fuente de vitamina B_{12}.
- Pimienta de Cayena: mejora la circulación sanguínea y abre las arterias.
- Semillas de chía: sacian el apetito y te ayudan a perder peso.
- Chocolate crudo: contiene una gran cantidad de antioxidantes que reducen el proceso de envejecimiento.
- Aceite de coco: un alimento que quema la grasa y tiene propiedades antivirales y antibacterianas.
- Aceite de linaza: fortalece el sistema inmunológico y tiene propiedades antiinflamatorias.
- Jengibre: es un potente antiinflamatorio y mejora las funciones digestivas.

- Bayas de goji: contienen muchos antioxidantes que reducen el envejecimiento.
- Raíz de maca: mejora los niveles de energía y la salud de las glándulas endocrinas.
- Zumo de granada: reduce el colesterol y tiene otros beneficios cardiovasculares.
- Coles de Bruselas: proporcionan muchas enzimas y oxigenan el cuerpo.
- Germen de trigo (crudo): mitiga los síntomas de la pre-menopausia y la menopausia, además de rejuvenecer la piel y fortalecer el pelo.
- Zumo de pasto agropiro (fresco o enriquecido): alcaliniza las células e incrementa el nivel de energía.
- Yogurt o kéfir: ayuda a la digestión y combate las infecciones bacterianas.

Recuerda: ¡La depuración de 10 días es una limpieza o desintoxicación del organismo, no una dieta! Sé razonable en lo que se refiere a la pérdida de peso. Piensa a largo plazo, espera oscilaciones de peso y prepárate para la depuración. Adelgazar 0,5 o 1 kilo (1 o 2 libras) a la semana es sano. ¡Si quieres perder 15 kilos (30 libras), tardarás unas 15 semanas, por lo que debes dedicarle casi 4 meses! ¡*Conseguirás* tu meta! Céntrate en *recuperar la salud*. ¡Perder peso vendrá después!

CAPÍTULO 7

Cinco métodos de desintoxicación para mejorar la depuración

La desintoxicación del cuerpo y la eliminación de toxinas se pueden conseguir mediante diversos métodos. (En mi libro *Pierde peso sin dieta ni ejercicio* describo doce maneras de desintoxicar el cuerpo para perder peso y mejorar la salud general.)

La sobrecarga tóxica de cada persona es diferente, y muchos factores entran en juego, como por ejemplo el estado de salud, el peso, el metabolismo, la edad y la genética. Si quieres mejorar la depuración y la desintoxicación, a continuación describo cinco métodos para desintoxicar tu organismo que refuerzan el proceso de depuración durante o después de la Depuración Smoothie Verde 10.

1. Hidroterapia de colon.
2. Depuración del hígado.
3. Saunas.
4. Cepillado del cuerpo.
5. Baño desintoxicante de los pies/parches para los pies.

Hidroterapia de colon

El colónico, conocido también como hidroterapia de colon, es un método para eliminar los desechos y la materia fecal. El primer equipo de hidroterapia de colon se inventó hace unos cien años. En la actualidad, la hidroterapia suelen realizarla los higienistas o terapeutas.

El colónico funciona más o menos como un enema, pero se aplica con mucha más agua y sin olor o sensaciones molestas. Mientras permaneces tendido sobre una mesa, un instrumento o una bomba accionada por gravedad introduce lentamente hasta 75 litros (20 galones) de agua a través de un tubo insertado en el recto. El terapeuta puede variar la presión y temperatura del agua, y, mientras está en el colon, masajear el abdomen. Luego extrae los fluidos y los desechos a través de otro tubo. El terapeuta puede repetir el proceso, y la sesión dura hasta una hora.

Un colon normal pesa unos 2 kilos (4 libras), pero es muy normal que en la irrigación elimine de 5 a 10 kilos (de 10 a 20 libras) de materia fecal estancada. El colon puede retener una enorme cantidad de materiales de desecho que, cuando no se eliminan, se pudren, añadiendo una sobrecarga tóxica a tu organismo. Muchas personas con «barriga» pueden tener varios kilos de materia fecal endurecida y pútrida almacenada en el colon. El proceso puede hacer que experimentes una pérdida de peso inmediata.

Es muy normal pensar que, con una limpieza de colon, se eliminan todas las bacterias buenas y malas de tu organismo. Si decides hacerte un colónico, eliminarás las bacterias buenas de tu cuerpo, pero solo temporalmente. Después de expulsar todo, es decir, las bacterias buenas y malas, querrás recuperar las bacterias buenas, los probióticos. Tu cuerpo repondrá las bacterias buenas en un plazo de 24 horas, a no ser que tu salud esté muy deteriorada o débil. Sin embargo, es aconsejable tomar un suplemento de probióticos después de una hidroterapia de colon para sustituir de inmediato las bacterias buenas. Un buen terapeuta siempre te suministrará algunos probióticos (bacterias buenas) al final de la sesión.

Si decides investigar sobre las hidroterapias de colon e incluirlas en tu proceso de desintoxicación, probablemente querrás someterte a una sesión semanal durante seis semanas, especialmente al principio, cuando el organismo empieza a desintoxicarse de forma tan drástica. Eso se debe a que estás eliminando las toxinas del cuerpo que, si no son expulsadas rápidamente, pueden producir síntomas de desintoxicación que son muy molestos. Para saber si debes hacerte una hidroterapia de colon, debes tener en cuenta el número de evacuaciones que tienes al día. Si tu cuerpo expulsa correctamente las toxinas y desechos mediante una evacuación diaria (una o dos veces al día), entonces lo más probable es que no necesites hacerte una limpieza de colon. Si evacuas menos de una vez al día, entonces un colónico te resultará beneficioso, ya que hará que evacues con más frecuencia.

Si la limpieza de colon la realiza un hidroterapeuta profesional, no hay razón para que surjan mayores inconvenientes. No tienes que preocuparte por la integridad de tu colon siempre y cuando la haga un profesional con un buen equipo.

Comprueba tus heces para evaluar tu estado de salud

Veamos otra forma sencilla de evaluar tu salud: las heces de color negro o rojizo indican problemas de salud potenciales. Unas heces delgadas señalan que se necesita más fibra en la dieta, o que existe algún tipo de desequilibrio en el tracto digestivo. Si padeces estreñimiento crónico y tus heces son muy duras, eso indica que tu hígado trabaja en exceso. Si padeces ese trastorno o tienes dificultad para evacuar durante un periodo prolongado, debes visitar al médico.

Tus evacuaciones te ayudarán a saber lo que sucede en tu organismo. Unas evacuaciones saludables deben:

- Tener lugar dos o tres veces al día y nunca menos de una vez.
- No deben tener un olor fuerte ni desagradable.
- Deben tener un color marrón claro, la forma de un plátano y el grosor de una salchicha.
- Deben flotar y no hundirse en el fondo de la taza.

Depuración del hígado

El secreto para perder peso y no recuperarlo es mantener el hígado sano y en pleno rendimiento. El hígado (conocido también como el órgano quemagrasa) es la principal arma secreta para adelgazar. Es el responsable de la descomposición, eliminación y neutralización de las toxinas en el organismo, así como de la eliminación de grasa. Por esa razón, es esencial que depuremos el hígado para mejorar la capacidad que tiene el cuerpo de desintoxicarse, así como de metabolizar y quemar grasa.

Cuando tu hígado funciona de forma eficiente, es mucho más fácil perder peso. El hígado tiene que funcionar bien para eliminar las toxinas que producen células grasas en el organismo. Si tienes acumulación de grasa, especialmente en la cintura y en la parte media (por ejemplo, en la barriga), eso indica que tu hígado no está funcionando debidamente o de forma tan eficiente como debe. Para perder ese exceso de peso, primero debes desintoxicar y depurar el hígado, con lo que conseguirás no solo una reducción de la cintura, sino un cuerpo más delgado.

Una forma sencilla de limpiar el hígado es tomando hierbas o suplementos como cardo mariano, raíz de diente de león y bardana. Todas esas hierbas son naturales y muy efectivas para desintoxicar el hígado. Observarás que muchos productos que puedes encontrar en el mercado combinan todas esas hierbas en un solo suplemento para obtener los mejores resultados. Cuando busques productos para limpiar el hígado, asegúrate que sean naturales y suaves. Mis dos suplementos favoritos son del laboratorio Healthforce y de la doctora Sandra Cabot.

Una opción económica para limpiar el hígado es tomar por la mañana y por la noche 2 cucharadas de vinagre de manzana. Realiza esa operación durante dos o tres semanas, o continúa hasta que hayan mejorado los síntomas de tu perezoso hígado. Encontrarás varias alternativas en el mercado.

Realizar una limpieza completa del hígado es una experiencia positiva y rejuvenecedora que produce muchos beneficios para la salud. A medida que mejora la salud de tu hígado se incrementa la capacidad de tu organismo para desintoxicarse, quemar grasa y conseguir un mejor estado de salud general.

Saunas

La piel es el mayor órgano de eliminación, y la sauna te ayuda a eliminar las toxinas del cuerpo. Lo que me gusta de la sauna es que, además de ser beneficiosa para salud, resalta la belleza. Se pueden matar dos pájaros de un tiro. Eliminas toxinas, quemas calorías y sales con la piel brillante. Tengo un cliente que, a través de mis teleseminarios, tuvo conocimiento de las saunas y descubrió que mediante la eliminación de las toxinas a través del sudor le desapareció el acné. Eso se debió a que sudó las toxinas en lugar de eliminarlas a través de la piel, lo que produce acné y otras erupciones.

Si quieres saber lo sana que está una persona, a veces basta con mirarle la piel. Si tiene la piel limpia y radiante, es muy probable que esté muy sana, ya que la hinchazón, las erupciones cutáneas o la piel seca son signos de algunos problemas de salud. Los expertos dicen que una sesión de sauna limpia, desintoxica y «rejuvenece» la piel más que cualquier otra cosa. A mí personalmente me encanta darme una sauna.

Beneficios de la sauna

- **Pérdida de peso.** En una sauna se pueden quemar entre 300 y 500 calorías en 15 o 20 minutos, casi lo mismo que caminando vigorosamente una o dos horas, o realizando una hora de ejercicio. Las saunas afectan positivamente al metabolismo, puesto que incrementan su velocidad e intensidad, lo que, en consecuencia, produce una pérdida de peso.
- **Eliminación de toxinas.** El vapor de una sauna de vapor abre los poros, permitiendo que la piel elimine las toxinas

que producen enfermedades. La transpiración es la forma que tiene el cuerpo de purgar las toxinas e impurezas.

- **Cura las enfermedades.** El calor del vapor hace que aumente la temperatura del cuerpo, lo que ayuda a matar cualquier virus, bacteria, hongo o parásito del cuerpo.
- **Rejuvenece la piel.** El vapor hidrata y humedece la piel; por eso las saunas de vapor son especialmente beneficiosas para las personas con la piel seca.
- **Fortalece el sistema inmunológico.** La elevada temperatura de las saunas de vapor provocan una fiebre artificial, enviando una «señal» al sistema inmunológico y aumentando el número de glóbulos blancos en la sangre.
- **Relaja los músculos.** El calor del vapor calienta y relaja la tensión muscular. Esa relajación reduce el estrés, purifica la mente y mejora la salud física y emocional.

Tomar una sauna de vapor implica meterse en una estancia con calor húmedo durante 15 o 20 minutos. Después debes darte una ducha rápida para eliminar las toxinas que has expulsado por la piel y te sentirás realmente descansado.

Otro tipo de sauna es la de infrarrojos, que produce lo que se conoce como calor radiante. El calor de ese tipo de sauna penetra más profundamente sin provocar la incomodidad y el efecto drenaje que se experimenta con frecuencia en una sauna de vapor. Una sauna de infrarrojos produce dos o tres veces más volumen de sudor y, debido a las bajas temperaturas que emplea (de 40 a 55 grados centígrados) (110-130 grados Fahrenheit), se le considera una alternativa más segura para los que padecen problemas cardiovasculares. Acelera la eliminación de desechos tóxicos y químicos acumulados en los tejidos grasos del organismo. La sudoración causada por el calor profundo elimina las células de piel muerta y mejora el tono y la elasticidad de la piel. El calor que produce la sauna de infrarrojos es muy beneficioso para diversas enfermedades de la piel, entre ellas el acné, los eccemas y la celulitis. Otro beneficio de este tipo de sauna es que se queman calorías. Los estudios han demostrado que se queman unas 600 calorías en 30 minutos. Sea cual sea la sauna que prefieras, de vapor o de infrarrojos, ambas son deshidratantes; por eso es importante hidratarse bien antes y después de la sauna.

Consejos personales para utilizar una sauna:

- Es importante probar diferentes tipos de sauna (vapor, infrarrojos o de vapor de oxígeno). Puedes pedir una cita en los spa para ver qué tipo de sauna te gusta más.
- Es posible que quieras invertir en la compra de una sauna. Yo compré una en Amazon.com por solo 160 euros (200 dólares) aproximadamente, lo que resulta mucho más barato que ir al spa todas las semanas.
- Tomar una o dos saunas a la semana es ideal para obtener los mejores resultados.
- Debes beber agua antes y después de darte una sauna. Yo suelo tomar agua de coco después de la sesión, ya que es muy hidratante.
- Si tienes problemas cardiacos, la piel sensible, asma o estás embarazada, no debes tomar una sauna sin consultar con el médico.

Cepillado del cuerpo

El cepillado del cuerpo (conocido también como cepillado en seco) se realiza con un cepillo de cerda de fibra vegetal y natural que puede adquirirse en cualquier tienda de productos ecológicos. Cepillarse en seco regularmente libera la carga del hígado, ya que elimina el exceso de desechos del cuerpo. Estimula el sistema linfático, un sistema circulatorio secundario que se encuentra debajo de la piel y libera los desechos tóxicos, las bacterias y las células muertas. Con el cepillado en seco desplazas y expulsas las toxinas del cuerpo para ser eliminadas. Al cepillarte desde los pies hasta la cabeza, centrándote en las zonas de drenaje linfático, como detrás de las rodillas, mejoras la eficiencia de todo el sistema linfático.

Un cepillado suave, pero firme, sobre la piel mejora la circulación sanguínea, limpia los poros obstruidos y permite que tu cuerpo elimine las toxinas con más rapidez. El cepillado elimina las capas de piel muerta y fomenta la regeneración de las células, lo que da como resultado una piel más suave. Si al hígado se le llama el órgano quemagrasa, al sistema linfático se le puede denominar el sistema de procesamiento de la grasa. Por esa razón, depurar el hígado y el sistema linfático es la clave para adelgazar y reducir la celulitis.

Para cepillarse de forma efectiva, debes desnudarte y empezar por cepillar la planta de los pies. Luego cepilla desde los tobillos hasta las corvas, concentrándote en la zona de detrás de la rodilla, dando golpes firmes, largos y ascendentes en dirección al corazón. Después cepilla desde las rodillas hasta la ingle, los muslos y las nalgas. Si eres una mujer, haz movimientos circulares alrededor de los muslos y las nalgas para movilizar los depósitos de grasa, como la celulitis (el cepillado en seco ayuda a reducirla). Luego frota el torso, evitando los pechos. Finalmente, dibuja movimientos largos desde la cintura hasta los brazos y las axilas. El proceso entero no debe durar más de 3 a 5 minutos y te dejará la piel totalmente rejuvenecida. La mejor hora para el cepillado es por la mañana, antes de ducharse, o por la noche, antes de acostarse.

Parche de desintoxificación para los pies/ Bano desintoxicante de pies

Los parches de desintoxicación para los pies son una forma rápida y fácil de eliminar las toxinas del cuerpo. Coloca los parches en la planta de los pies durante la noche, mientras duermes. Los ingredientes de los parches expulsan las impurezas y toxinas del sistema durante la noche. Por la mañana, quítate los parches y tíralos. Son muy útiles para calmar cualquier dolor, la hinchazón y la pesadez de estómago.

El baño desintoxicante de pies (baño iónico de pies) se realiza sumergiendo los pies en una solución de agua tibia y salada compuesta de muchos ingredientes que ayudan a eliminar las toxinas. La actividad iónica en el agua penetra en la grasa corporal y expulsa las toxinas a través de los cientos de poros que hay en los pies. El tiempo medio es de 30 minutos, y cuesta algo más que los parches. Se cree que el baño desintoxicante facilita el movimiento de los tendones de las rodillas y los codos. Es una alternativa para las personas que padecen dolores de cabeza, de articulaciones y de huesos. ¡Un baño desintoxicante de pies es muy sencillo y relajante! Si quieres tomarlo, puedes hacerlo en un spa bajo el nombre de Baño de Pies Aqua Chi. En las tiendas especializadas encontrarás parches de desintoxicación para pies que alivian los dolores musculares y de articulaciones.

CAPÍTULO 8

Preguntas frecuentes

Veamos algunas de las preguntas más frecuentes sobre la Depuración Smoothie Verde 10.

¿Qué sucede si me resulta muy difícil completar los 10 días?

Si ese reto te resulta muy difícil, no te preocupes. Puedes personalizar tu experiencia haciendo una depuración de cinco o siete días. Sin embargo, debes concentrarte en el día a día y ver cómo te sientes después de cinco, siete o 10 días.

¿Puedo tomar mi medicación durante la depuración?

No soy médico, por eso creo que debes consultar con tu doctor antes de empezar la depuración. Personalmente nunca he dejado de tomar los medicamentos prescritos por el médico, pero la decisión es tuya.

¿Debo tomar algunos suplementos?

Si tomas o no tus suplementos vitamínicos durante la depuración depende de ti. Yo prefiero no hacerlo.

¿Por qué las verduras no se trituran bien?

Introduce solamente las verduras y el agua en la batidora y tritúralas hasta que la mezcla adquiera la consistencia de un zumo. Luego deja de batir y añade los demás ingredientes. Vuelve a batirlos hasta que el smoothie tenga una consistencia cremosa.

¿Puedo hacer ejercicio durante la depuración?

Hacer ejercicio durante la depuración es beneficioso. ¡Sin embargo, descansa si te sientes realmente fatigado! Escucha a tu cuerpo, y si te apetece descansar, hazlo. El mejor ejercicio es caminar a buen ritmo, o el yoga. Tómatelo con calma durante la depuración.

Si no haces ejercicio regularmente (¡como es mi caso!), empieza poco a poco. Da un paseo de 15 minutos hoy e incrementa el tiempo gradualmente durante los 10 días. Si no estás acostumbrado, no es bueno tomárselo muy en serio y querer empezar con una hora de ejercicio.

¿Durante cuánto tiempo se conserva el smoothie?

Lo ideal es tomarse el smoothie el mismo día que se prepara para obtener los mayores beneficios nutricionales. Sin embargo, si estás muy ocupado, o no puedes prepararlos a diario por otras razones, se pueden conservar muy bien en la nevera durante dos días. El recipiente ideal es una jarra de cristal con tapadera. Cerrar los smoothies con una buena tapa disminuye la oxidación e impide la absorción de otros olores del refrigerador. Si te es más cómodo, prepara los smoothies la noche anterior.

¿Cuántos aperitivos puedo tomar al día y qué cantidad?

No pienses en hacer *dieta*, piensa en depurarte y desintoxicarte. Por esa razón, las calorías y el tamaño de las raciones no es lo importante. No hay reglas estrictas al respecto, pero debes comer con moderación cuando sientas hambre. Contar calorías y medir las raciones no cambia nuestro estilo de vida. Si lo haces, estarás a dieta de por vida. ¡No sé tú, pero yo ya no estoy dispuesta a hacer más dietas! El 95 por 100 de las personas que pierden peso sometiéndose a una dieta de adelgazamiento lo recuperan a los tres o cinco años. ¡Mediante la depuración, cambias tus hábitos para siempre y reeducas tus papilas gustativas para que deseen y anhelen alimentos más sanos! Dicho esto, lo único que te prevengo es contra los frutos secos y semillas. Son grasas sanas, pero grasas al fin y al cabo. Si comes muchos, no te beneficiarás. ¡Toma solo un puñado!

¿Cuántos litros (onzas) de smoothie debo tomar al día?

Los ingredientes sin triturar ocupan más de 2 litros (72 onzas), pero cuando se baten quedan reducidos a 1 o 1,5 litros (de 36 a 48 onzas), dependiendo del tamaño de la batidora y de la cantidad de agua que emplees. Puedes tomar tres smoothies de 350 a 470 ml (de 12 a 16 onzas) cada uno al día, o dar pequeños sorbos cada vez que sientas hambre.

¿Qué sucede si no tengo hambre o no me apetece tomar los tres smoothies diarios?

Si no te apetece tomar la ración diaria de tres smoothies, toma al menos dos para garantizar que tu cuerpo recibe los suficientes nutrientes. Es importante tomar un smoothie de verduras o un aperitivo cada tres o cuatro horas para mantener acelerado el metabolismo. Es probable que desees comer menos, pero debes proporcionarle a tu cuerpo la energía que necesita.

¿Cuánto tiempo puedo estar haciendo la depuración smoothie verde?

Yo no recomiendo que la depuración completa dure más de dos semanas. Sin embargo, tomar dos smoothies al día, más una comida con un elevado contenido proteínico, es muy saludable y se puede realizar durante toda la vida. ¡Si deseas repetir la depuración completa o prolongarla más de dos semanas, debes añadir más proteínas a tu dieta y cambiar de verduras cada semana!

¿Qué sucede si me apetece comer?

Si llega un momento en que crees que podrías darte por vencido, prueba algunas cosas. Primero, debes saber que esa sensación se pasará. Prepárate un smoothie que realmente te guste. Come algunos palitos de apio, zanahorias o una manzana. Si lo prefieres, puedes tomar un puñado de frutos secos o semillas crudas, pero solo un puñado, ya que, aunque son muy sanos, engordan. Toma una taza de té refrescante. Eso te ayudará a mitigar el hambre durante los primeros días. Trata de aguantar hasta el quinto día, luego el séptimo y finalmente el décimo. La increíble pérdida de peso, y la sensación de estar pletórico de energía, contrarrestarán tus deseos de comer esos alimentos tan tentadores, pero poco recomendables. Descansa y continúa con la depuración. Estoy convencida de que puedes lograrlo, y te sorprenderán los resultados tan increíbles que obtienes incluso después de unos pocos días. Imagínate contando luego tu experiencia. Da un paseo. Haz algo en que disfrutes realmente.

¿Qué pasa si no evacuo?

Debes evacuar de una a tres veces al día, y nunca menos de una vez. Es de suma importancia que tus intestinos eliminen las toxinas durante la depuración.

Si no has evacuado durante más de 24 horas, existen dos métodos para hacerlo. *Método 1:* El lavado con agua salada, que consiste en beber agua con sal marina sin yodo. Para acostumbrarte al sabor, toma primero 1 vaso de agua con 2 cucharaditas de sal marina y luego otros 3 vasos más. Hazlo por la mañana, cuando tengas el estómago vacío, y evacuarás a los 30 minutos o 1 hora. *Método 2:* Un producto que realmente funciona y elimina la materia fecal del colon es Mag07, que recomiendo encarecidamente. Toma 3 o 4 pastillas antes de acostarte y evacuarás abundantemente por la mañana.

¿Por qué las heces son de color verde?

¡Por favor, no te asustes! Es completamente normal y no produce ningún daño. Lo que ves es la clorofila (la sustancia que le da el color verde a las plantas), y es beneficiosa. Con el tiempo, cuando tu cuerpo se acostumbre a comer más verduras, tus heces volverán a adquirir el color marrón de siempre.

¿Puedo tomar café durante la depuración?

La depuración es la ocasión para darle a tu cuerpo un descanso. El café que contiene cafeína dispara las glándulas renales, por eso es importante dejarlo durante unos días. Además, el café también es ácido. Durante la depuración, tu pH adquiere un estado más alcalino, lo cual es imprescindible y básico para una buena salud. El café interrumpirá ese proceso en tu organismo e irritará el intestino. No lo tomes durante la depuración. En su lugar, bebe una taza de té verde, aunque también contiene cafeína. Lo mejor es no tomar ninguna bebida con cafeína.

Para los bebedores empedernidos de café, lo más difícil será dejarlo. Por eso les aconsejo que durante los dos primeros días de la depuración tomen un café la mitad descafeinado y la otra normal. Durante los dos siguientes prueben a tomar solo descafeinado. Después de eso, deben dejarlo durante el resto de la depuración. Eso les ayudará a dejar gradualmente el café, evitando de esa forma los fuertes dolores de cabeza que produce la desintoxicación. ¡Además, hay un café herbal sin cafeína que está realmente delicioso! Eso sí, se pueden tomar todas las infusiones que se quiera.

Piensa en ir dejando poco a poco el café una semana antes de empezar la depuración. Si eres un bebedor asiduo, es posible que tengas dolores de cabeza e incluso malestar durante los primeros días. Es una reacción depurativa del organismo. Es normal no sentirse muy bien durante los primeros días, pero piensa que es una señal de que la depuración está haciendo efecto.

¿Puedo utilizar agave o miel en lugar de estevia en los smoothies?

El agave está bien si se toma con moderación, pero si estás interesado en perder peso la estevia es el mejor edulcorante. Lo importante a la hora de escoger un edulcorante es tener en cuenta las subidas de insulina que provoca, ya que eso determina la cantidad de grasa que se almacenará en el organismo. Los alimentos tienen un índice glucémico (IG) dependiendo de la subida de insulina que produzcan. La estevia tiene un índice 0 (es el ideal); el agave, 20; la miel, 30; el azúcar marrón o crudo, 65; el azúcar blanco y refinado, 80. Eso te dará una perspectiva de cuál es más recomendable. Tengo cuatro amigos que utilizan marcas diferentes de estevia, y a ninguno le gusta la que utilizan los demás porque cada marca tiene un sabor diferente. Si la tuya no te agrada, prueba con otra.

¿Es segura la depuración?

Es importante que consultes con tu médico antes de empezarla, pero es muy improbable que consumir solo frutas o verduras durante dos semanas o menos cause algún daño. No solo es sano comer gran cantidad de verduras, sino que pueden prolongar la vida. Las frutas y verduras trituradas son muy depurativas; por ello, cabe la posibilidad de que experimentes una reacción durante la depuración. Cuanto más carga tóxica tengas en el organismo, más probabilidades hay de que eso ocurra.

¿Dónde puedo aprender más cosas sobre los smoothies y dónde puedo conseguir más recetas?

Este libro contiene más de 100 recetas de smoothies que te harán sentir más sano y atractivo. Mis libros y páginas web favoritos son:

Smoothie: La revolución verde, de Victoria Boutenko, Gaia Ediciones, 2012

Sitio web: *www.SimpleGreenSmoothies.com* (en inglés)

Sitio web: *www.GreenThickies.com* (en inglés)

CAPÍTULO 9

Testimonios

Veamos algunos testimonios de personas que realizaron la Depuración Smoothie Verde 10.

«Ayer finalicé los 10 días. He perdido 7,5 kilos (15 libras). ¡Guau! La depuración ha sido algo fantástico. Gracias, JJ Smith, por compartir con nosotros ese plan que te cambia la vida. En este breve periodo de tiempo he aprendido muchas cosas sobre mi cuerpo, así como lo importante que es una alimentación limpia y natural. Estoy deseando adoptar una vida nueva y sana que me lleve a conseguir mi peso ideal».

NICOLE F.

«¡¡¡DÍA 10!!!. ¡¡¡Me siento entusiasmada al ver lo lejos que he llegado!!! ¡¡¡He perdido 7 kilos (14 libras)!!! ¡Es increíble y estoy decidida a ponerla en práctica de nuevo! ¡GRACIAS, JJ! ¡Estoy tomando el control de mi vida una vez más y me siento MARAVILLOSAMENTE!».

MYA B.

«¡Terminé el día 10 ayer y me alegra decir que he perdido un total (redoble de tambores, por favor) de casi 7 kilos (13,8 libras)! ¡Gracias, Señor! ¡Me siento maravillosamente y estoy muy agradecida a JJ Smith y su equipo por informarnos, animarnos y prepararnos para afrontar ese desafío! Era justo el impulso que necesitaba, pero lo más importante es que me ha hecho ver cómo me puedo sentir si como alimentos crudos y naturales. No voy a mentir, al principio era un poco escéptica y no esperaba sentirme diferente, pero me ha convencido. Verduras = energía, y, definitivamente voy a seguir y cambiar a la versión modificada. ¡Dios os bendiga y proteja, señoritas!».

FELICIA B.

«Día 10, y he perdido 7,5 kilos (15 libras)... ¡¡¡Estoy asombrada!!! Debo admitir que los tres primeros días fueron muy difíciles, pero después me resultó mucho más fácil. ¡Me siento orgullosa de mí misma!».

ETHEL W.

«¡¡¡Redoble de tambores, por favor!!! Ha terminado el décimo día y he perdido 6 kilos (12 libras)!!! ¡¡¡Vaya forma de empezar el año!!! ¡Muchas gracias, JJ! ¡Qué Dios te bendiga por compartir! ¡Que siga engrandeciendo tu territorio! ¡Servimos a un Dios increíble!».

ANGELA L.

«¿Sabes qué día es hoy? ¡¡¡El día 10, cariño!!! No pensé que pudiera conseguirlo, pero aquí estoy. Perseverancia... He terminado la Depuración Smoothie Verde 10. Ha sido un reto, pero todo es cuestión de mentalidad porque pensé que no sería capaz de vivir sin comer. Me siento mucho mejor física y mentalmente. He terminado la depuración perdiendo (redoble de tambores, por favor) 9,5 kilos (18,4 libras). Quiero darle las gracias a JJ Smith por haber compartido con nosotros este plan. ¡Eres una bendición!».

FELICIA E.

«Día 10, y debo decir que ha sido una forma maravillosa de empezar el año. He perdido 7 kilos (14 libras) y algo más de 7 centímetros (3 pulgadas) de cintura. Estoy pletórica de energía y tengo mucha más claridad mental. Me encanta la vitalidad que siento. He hecho muchas cosas. Y será un cambio de por vida. He estado siguiendo a JJ Smith y debo agradecerle su generosa preocupación por la salud y el bienestar de los demás. Es toda una inspiración».

CHANTEL R.

«Día 10 y estoy muy contenta con los resultados... He perdido 10 kilos (20 libras). Si yo, que tengo 55 años, he podido hacerlo, tú también puedes conseguirlo. ¡Seguiré animando a todo el mundo, y gracias una vez más, JJ!».

FREDA H.

«Ayer terminé los 10 días, y quise esperar hasta esta mañana para pesarme. He perdido (redoble de tambores, por favor) 6,5 kilos (13 libras). Continuaré con la versión modificada. Estoy deseando ir a ver a mi médico a finales de mes; se sentirá muy satisfecho con lo que he adelgazado».

SHELLY B.

«¡Guau! ¡Por fin ha llegado el décimo día! Me subí a la báscula esta mañana con los ojos cerrados y ¡HURRA! He perdido 7,5 kilos (14,5 libras), he bajado de casi 90 a 82,5 kilos (198 a 183,5 libras). ¡Ha sido un desafío muy DURO, pero el resultado es INCREÍBLE! Y sí, hubo momentos en que comí algo para aliviar el dolor de cabeza, pero seguí con la depuración. ¡¡¡Además, el noveno día me hice un lavado intestinal, lo cual también me ayudó!!!».

CHABLIS F.

«Día 11. ¡¡¡Estoy entusiasmada!!! ¡¡He perdido 6,5 kilos (12,6 libras)!! ¡¡Guau!! Gracias a todos por el apoyo que me habéis prestado, especialmente a ti, JJ Smith. La Depuración Smoothie Verde 10 es una PASADA. Aun así, no he terminado. He empezado la versión modificada hoy, y he tomado un té, luego un smoothie y una ENSALADA en la comida. Por cierto, mi presión arterial ha bajado y tengo mucha más energía. ¡Viva!»

SHONDA R.

«Día 10, cualquiera lo diría. Día 10... ¡Apenas puedo creer que no haya tomado ningún alimento sólido, aparte de manzanas y huevos duros (¿se puede considerar eso alimentos sólidos?) durante 10 días y no estoy ni enferma ni en coma! (RISAS) (Me encanta COMER.) ¡¡¡¡¡Me encuentro muy bien, y me siento orgullosa por no haber cejado en el empeño y perder casi 8 kilos (15,8 libras)!!!!!! ¡¡No me medí, así que no sé cuántos centímetros he perdido, pero sé que lo he hecho porque mi ropa es una prueba de ello y me siento FANTÁSTICA!! Quiero expresar mi agradecimiento a JJ Smith por haberme introducido a la vida vegetal y por haberme animado a adoptar una vida más sana. ¡Bendita seas y gracias!».

ARLISA B.

«Día 11, y me alegra informar que he perdido 9 kilos (18 libras). ¡Guau! Además, tengo que mencionar que no anhelo la comida basura. La depuración es muy sencilla comparada con otros cambios de vida, y con diferencia, la que mejores resultados me ha dado. Gracias, JJ Smith...; eres un bestia (en el mejor sentido posible), (RISAS)».

GABRIELLE C.

«Día 11, lo que significa que debo... pesarme (redoble de tambores, por favor). He perdido 6 kilos (12 libras) y 20 centímetros (8 pulgadas). Me siento maravillosamente en todos los sentidos. Podría dar saltos de la energía que tengo. Me siento y tengo un aspecto sano. ¡Le doy gracias a Dios por esta oportunidad!».

MIA M.

«¡Día 10 y he adelgazado 6 kilos (12 libras)! Lo intenté..., lo conseguí... y lo experimenté. Es un milagro que haya logrado no tomar un sorbo de café en todo el día, y más aún en 10 días. He adelgazado 6 kilos (12 libras). Incluso mi hijo de cinco años dice: "Mami, has cambiado". ¡Gracias, JJ! ¡Continuaré hasta que haya conseguido mi peso ideal y haya perdido toda la barriga!».

Annette A.

«Fui al médico ayer porque me lesioné la rodilla al caerme en el trabajo. Sin embargo, lo más positivo es que he perdido 5 kilos (10 libras). Pesaba 112 kilos (247 libras) en noviembre y ahora peso 107 (237). Además, el nivel de azúcar en la sangre, que normalmente está fuera de control y oscila entre 250 y 400, ahora es de 78. Mi médico estaba tan encantado como yo. Quiere que continúe con la versión modificada, porque opina que me está ayudando mucho. Tengo que decir que me encantan mis smoothies y, aunque solo puedo tomar aquellos que no me perjudican para mi diabetes, disfruto tomándolos. Os seguiré contando».

Renee D.

«La Depuración Smoothie Verde 10 ha terminado oficialmente. He adelgazado 7 kilos (14 libras). Hace días pesaba 100 kilos (222 libras) y hoy 93 (208 libras). Que Dios bendiga a JJ Smith por compartir ese maravilloso regalo con nosotros».

Ruth C.

«Estoy entusiasmada de poder decir que he terminado el décimo día con una nueva actitud. Mi nivel de energía ha aumentado, y duermo y descanso mucho mejor. ¡Estoy deseando comerme una gran ensalada! (RISAS). ¡¡¡¡¡Guau, he perdido 7,5 kilos (15 libras)!!!!! Y esto es solo el principio. ¡Estoy muy contenta!».

Lina C.

«¡¡¡Es la mañana del día 11 y he perdido 6,5 kilos (13,6 libras)!!! Esta depuración me ha cambiado la vida. Tengo más energía que antes, y la piel reluciente. No "he dormido como un niño" como muchos mencionan aquí, pero ya no me siento cansada cuando me despierto después de dormir cuatro o cinco horas (algo normal en mí)».

Demetria M.

«Alabado sea el Señor, he completado los 10 días. Me alegra decir que he perdido 7 kilos (14 libras), pero la cosa no acaba ahí. Continuaré tratando de adelgazar y de llevar una vida más sana».

GERALDINE C.

«¡Ayer terminé la depuración de 10 días, y he perdido 6,5 kilos (13 libras) y 8 centímetros (3,5 pulgadas)! Primero quiero darle las gracias a Dios por darme la determinación y la voluntad para completarla. Cuando la empecé, estaba decidida a hacerlo. Mi familia me ha apoyado todo el tiempo, y les estoy muy agradecida por eso. ¡Quiero expresar también mi enorme agradecimiento a JJ Smith por esa información que ha cambiado mi vida para siempre! ¡Ya no me siento tan cansada como antes, y mi salud ha mejorado! A partir de ahora comeré de forma más sana. ¡Gracias a todos por el apoyo que me habéis prestado!».

TRACEY W.

«Quiero que sepáis que he perdido 6,5 kilos (12,5 libras) en seis días, así como 5 centímetros (2 pulgadas) de caderas y 5 (2 pulgadas) de cintura... Os diré lo que he perdido cuando llegue el décimo día. Gracias por darme a conocer este método depurativo. Lo estoy compartiendo con otras personas».

DONNA J.

«¡He completado los 10 días y mi cuerpo ha respondido perdiendo 8,5 kilos (17 libras)! Gracias, JJ Smith. Este grupo es una pasada... ¡y tú una bendición!».

MICHELLE G.

«¿Qué día es hoy? ¿Qué día? ¡¡No es miércoles, pero es el día 10!! ¡Lo conseguí! ¡JJ, eres un ángel enviado por el Señor y te agradezco que no te hayas reservado tus conocimientos y los hayas compartido conmigo y con todos los que desean estar más sanos! Quiero animar a los que están en la primera fase de la

Depuración 10. ¡Aunque nadie puede volver atrás y comenzar de nuevo, todos podemos empezar ahora y terminar de otra forma! Vaya, se me olvidaba mencionarlo...; redoble de tambores, por favor... ¡He adelgazado 6,5 kilos (13,2 libras)! ¡Hay que comer verduras y mantenerse sano!».

BRENDA W.

«¡Ayer se cumplió el día 10 de mi Depuración Smoothie Verde y tengo que decir que NO ha sido nada fácil, pero lo he conseguido! ¡¡¡¡Me alegra decir que he perdido 6,5 kilos (13 libras)!!!! ¡Empecé con 85 kilos (187 libras) y ahora peso 78,5 (174 libras)! ¡Gracias, JJ Smith, por compartir la forma de estar más sano!».

VICTORIA G.

«Día 10 y he adelgazado 6,5 kilos (13 libras). Me siento feliz e increíblemente bien. Voy a continuar con la versión modificada para incluir comidas más ligeras y sanas».

NATASHA M.

«El día 10 es como la mañana de Navidad. No he podido esperar para ver cuánto había perdido. Como dijo esa buena nutricionista, se pueden perder de 5 a 7 kilos (de 9 a 14 libras). Eso me ha pasado a mí. Me alegra deciros que he adelgazado 6,5 kilos (13 libras). Me siento más delgada, contenta, con más energía, claridad mental y exenta de cafeína. Fui la reina de Saba, pero ya no. Me alegro de que Dios me concediera la fuerza necesaria para persistir y no caer en las tentaciones. Me siento capaz de continuar. Gracias por vuestro apoyo».

LIZ P.

«Te encantará la forma en que esta depuración cambia tu vida. Me siento maravillosamente bien. Estoy pletórica de energía. He adelgazado 4,5 kilos (9 libras). Puedo ir al cuarto de baño sin necesidad de tomar laxantes, algo inusual, ya que siempre he padecido estreñimiento. He continuado preparando la cena cada noche, consistente en chuleta, pollo, pescado frito, puré de patatas, patatas fritas, pan, por mencionar solo algunas cosas. No conocía esta depuración, y si no la hubiera hecho pensaría que todo el mundo estaba mintiendo. Es un misterio, pero un buen misterio. Jamás he sido capaz de completar una dieta. JJ Smith ha hecho un gran trabajo al unir ambas cosas. Quiero agradecerle su generosidad. Soy una persona nueva... Pienso continuar con la versión modificada después del décimo día».

CARLA S.

«¡¡Dios santo!! ¡¡Llevo tres días siguiendo las pautas recomendadas en este libro y he adelgazado 4,5 kilos (9 libras)!! ¡Sí, 4,5 kilos (9 libras)! ¡¡GUAUU!! ¡Me siento realmente bien!».

OLGA T.

«He pasado al lado del espejo y me he mirado de reojo. ¡¡Mi estómago ha desaparecido!! ¡Hace dos semanas estaba ahí! (RISAS) He llorado. Luego me he puesto a bailar... y estoy bailando mientras escribo esto. ¡¡¡¡¡Sííííí!!!!!».

NATASHA W.

«¡¡He terminado la depuración de 10 días!! He conseguido adelgazar 4,5 kilos (9,5 libras) y reducir 19 centímetros (7,5 pulgadas). ¡Hoy es el primer día que empiezo la versión modificada y también a hacer ejercicio!».

NICHOLE W.

«¡¡Ayer terminó el día 10!! ¡He perdido 6 kilos (12 libras), he reducido 30 centímetros (12 pulgadas) y me siento muy bien! He ido al trabajo llevando el smoothie en la mano. Tomé una ensalada en la comida y tengo una nueva idea de lo que significa comer saludablemente; antes, comer siempre significaba tomar la opción más grasienta (RISAS). Gracias, JJ».

DENISE B.

«Día 11 y redoble de tambores... He adelgazado 6 kilos (12 libras) yo y 8 (16 libras) mi marido. ¡¡¡¡¡Guau!!!!! Ahora empezaremos la versión modificada y comeremos de forma más sana».

CARLA D.

«¡Día 5 y me siento muy bien! Ayer fue un día difícil. He perdido 5 kilos (10 libras) y me siento muy feliz por eso. ¡A medida que transcurre el sexto día, empiezo a ver la luz al final del túnel. ¡Sé que terminaré la depuración con éxito!».

LALITA W.

«¡Hoy es el décimo día y lo he conseguido! Y pensar que hace 10 días estaba preocupada porque no sabía si era capaz de terminarla... Muchas gracias por mostrarme este nuevo estilo de vida. Seguiré tomando smoothies de verduras y formarán parte de mi saludable dieta. Ahora no siento dolores al caminar, no tengo que tomar calmantes para no estar dolorida durante todo el día, y me levanto de la cama sin ningún problema. Me siento muy satisfecha con esta nueva forma de ser. Estoy incluso mirando gimnasios y entrenadores personales para hacer ejercicio. Y sí, he perdido 5,5 kilos (11,4 libras) esta semana».

TONYA A.

«¡¡Día 9!! ¡¡He adelgazado 6,5 kilos (13 libras) y me siento maravillosamente!! Lamento no haberme tomado las medidas; pero, en cualquier caso, estoy descansando y me siento bien. Espero perder 7,5 kilos (15 libras) la mañana del día 11. ¡ÁNIMO!».

NAKIA B.

«Esta depuración es simplemente increíble. Es mi sexto día y he adelgazado 6 kilos (12 libras). Con un poco de suerte, pronto podré dejar los medicamentos para la presión arterial».

JESSICA L.

«¡¡¡Ayer, mi marido y yo completamos el día 10!!! ¡Guau!, ha sido fantástico. He perdido 6 kilos (12 libras) y mi marido, 5 (10 libras). Hemos disfrutado tanto que hemos decidido integrar los smoothies en nuestra dieta normal. Acabo de preparar dos jarras para mañana. Gracias una vez más, JJ Smith».

LISA B.

«¡Hoy es el día 10! ¡Quiero anunciar con orgullo que he ganado el "primer asalto" de la depuración smoothie verde! ¡¡He visitado a mi equipo de médicos esta tarde y todos me han felicitado por haber perdido 6,5 kilos (12,5 libras)! ¡Brindemos por tener un cuerpo más sano y fuerte en un futuro!».

DARLENE B.

«¡Hoy me siento fantásticamente, con 5 kilos (10 libras) menos, varios centímetros más delgada, más ágil y flexible, más equilibrada, con mejor concentración, más energía y vitalidad, con un espíritu nuevo y motivada! Tengo menos inflamación y estoy dispuesta a estar otros 10 días si es necesario. ¡Vivir diariamente con los síntomas de una fibromialgia crónica no es fácil y en ocasiones resulta desquiciante, pero estoy de nuevo dispuesta a ganar la batalla! ¡Dispuesta a ganar el título de campeona! ¡De este logro y de esta experiencia quiero resaltar no solo lo que he aprendido, sino aquello en lo que me estoy convirtiendo! ¡UNA PERSONA MEJOR; LA PERSONA QUE SIEMPRE QUISE SER!».

EDITH B.

«Ayer finalicé con éxito la depuración. No he hecho trampa, no tomé ningún aperitivo, ni estevia; solo proteína en polvo algunos días. Hice ejercicio algunas veces. Aunque no lo he practicado con tanta intensidad como debiera, me siento orgullosa de lo disciplinada que he sido con la depuración. He perdido 5 kilos (10 libras), y he reducido 7,5 centímetros (3 pulgadas) de cintura y 5 centímetros (2 pulgadas) de caderas. Continuaré con la versión modificada hasta que logre mi meta. ¡¡¡Me siento enérgica, viva, con los órganos LIMPIOS!!!».

DAVINA P.

«Hola, JJ; mi hija y yo completamos los 10 días ayer, y me siento orgullosa de poder decir que ambas hemos perdido 6 kilos (12 libras). Gracias por todo. Ha sido maravilloso recuperar la figura y la salud».

ANEESH B.

«Me siento bien. ¡He completado con éxito la depuración de 10 días y he adelgazado 5,5 kilos (11,2 libras)!».

VICTORIA C.

«Día 11 y el comienzo de la versión modificada. He perdido 5 kilos (10 libras) y he reducido 5 centímetros (2 pulgadas) de cintura (una talla), caderas, muslos y pecho. ¡Tengo que perder 2,5 kilos más (5 libras) para conseguir mi meta! Me siento muy satisfecha con los resultados; ahora la cuestión consiste en mantenerse. Comer saludablemente es, sin duda, un nuevo estilo de vida».

TAVIA M.

«Bueno, muchachos, hoy es el día de mi graduación; el día 10. Me he comprometido a seguir la versión modificada de dos smoothies al día hasta quién sabe cuándo; en este momento me siento entusiasmada y motivada para seguir. He adelgazado 5 kilos (10 libras) y he bajado dos tallas».

DEBORAH C.

«Me subí a la báscula porque mi hijo de trece años me dijo que la zona del estómago me había cambiado y... (redoble de tambores) he perdido 5,5 kilos (11 libras) en seis días. ¡Guau!».

SHATORIA A.

«Día 9. He preparado mis dos smoothies y mis aperitivos para el día. Esta mañana no me he subido a la báscula porque mañana quiero saber el resultado final. El día 8 ya había adelgazado 7,5 kilos (14,6 libras), y estoy deseando que llegue mañana para saber cuánto he perdido en total. Disfrutad de vuestro día con los smoothies y… ¡ánimo! ¡Todos podemos conseguirlo!».

ARLISA B.

«Tengo que compartir mi entusiasmo… He tenido graves problemas con mi presión arterial, denominada por los médicos presión arterial maligna de grado II, la cual no podía controlar ni tomando medicamentos. Es hereditaria, y el mes pasado me asusté porque el médico me dijo, literalmente, que era una verdadera bomba ambulante a punto de sufrir un ataque al corazón, una aneurisma o una embolia. Tenía que controlarme diariamente la presión arterial y dársela al médico. Mi presión era de 200 sobre 100, mis pulsaciones incluso más, ya que pasaban de 100. Tenía dolor de cabeza, de ojos, por no mencionar otros síntomas. Estaba muy asustada, ya que hace año y medio vencí un cáncer. Digo todo esto porque hoy, cuando me medí la tensión antes de beberme el smoothie y tomarme los medicamentos de la mañana, alabado sea el Señor, era de 128 sobre 89, y tenía 74 pulsaciones. Los últimos cuatro días han estado muy bajas. Sabía que tenía que cambiar de estilo de vida, especialmente con lo que he pasado, cosa que ya hice anteriormente con ayuda de JJ Smith (su libro y sus consejos); por eso sabía que podía conseguirlo de nuevo. Se lo debo a Dios, a mi fe y a mi sistema de apoyo. ¡¡¡Mi más sincero agradecimiento a JJ!!! Alimentarse saludablemente puede cambiar muchas cosas».

STACIE J.

«Acabo de terminar el día 10 de mi depuración y me alegra decir que HE PERDIDO 5,5 kilos (11 libras) y que "ME SIENTO MUY BIEN" (con voz de JAMES BROWN). Yo también continuaré con la versión MODIFICADA. ¡Quiero DARLE LAS GRACIAS a JJ Smith por mostrarme la forma de VIVIR MÁS SALUDABLEMENTE!».

RENEE T.

«Día 10, he adelgazado 5 kilos (10 libras) y me siento estupendamente. Ha sido una experiencia maravillosa que pienso continuar para vivir de forma más sana. Felicidades a todos. ¡¡¡Continuad así!!!».

SAMANTHA G.

«¡¡¡¡Día 9 y me siento muy bien!!! Mañana será el día 10 y voy a celebrarlo a lo grande... ¿Por qué?... Porque he finalizado lo que empecé, sin mencionar los casi 5 kilos (9,8 libras) que he perdido con la versión modificada. Si te has dado por vencido, inténtalo de nuevo. Adelante, recupera la salud, puedes conseguirlo».

TIFFANY D.

«Hoy es el día 10 y me siento realmente bien. Dispuesta a comer de forma más saludable a partir de ahora. He perdido 4,5 kilos (9 libras) y 10 centímetros (4 pulgadas) entre el pecho, las caderas y la cintura. No hice ejercicio después del segundo día y sé que he comido más frutos secos de los que debiera. Incluso hice trampa la tercera noche, ya que comí algunos trozos de pizza de queso. Sinceramente, JJ, creo que has iniciado un movimiento que era necesario, y le pido a Dios que te bendiga porque sé que no necesitabas hacerlo. ¡A eso se le llama integridad! Continúa haciendo lo mismo; las personas te observan».

TUNISIA S.

«¡¡¡Día 7 y he adelgazado 5 kilos (10 libras)!!! Es lo mejor que podía haber hecho por mí misma. Me alegro de haber sido tan disciplinada y no haber hecho trampa. Noto que tengo el rostro más reluciente y limpio. ¡Voy a hacer ejercicio esta mañana!».

NATASHA M.

«¡¡¡He perdido 40 centímetros (16 pulgadas)!!! ¡¡¡Estoy entusiasmada!!!».

CEE M.

«Llevo seis días con la depuración y he adelgazado 4,5 kilos (9 libras). Creo que puedo lograrlo. Estoy encantada con los resultados y pienso continuar».

BEVERLY A.

«Estoy entusiasmada. Llevo cuatro días. Decidí pesarme esta mañana y he visto que he perdido 5 kilos (10 libras). ¡Bien por mí!».

STEPHANIE S.

«Preparada para empezar el día 3 y, aunque sé que JJ Smith dijo que no nos preocupásemos por la pérdida de peso, no he podido evitarlo. Me he pesado esta mañana y he perdido algunos kilos... Sí, 4 kilos (8 libras). ¡Me siento bien y rejuvenecida, dispuesta a conseguirlo!».

JANICE D.

CAPÍTULO 10

Historias con éxito

A continuación relato algunas historias reales de personas que completaron la Depuración Smoothie Verde 10.

«¡La Depuración Smoothie Verde 10 ha sido sorprendente!»

«Me siento con más energía, los ojos los tengo más claros, el dolor de la parte baja de la espalda ha disminuido y me encuentro de mejor humor. Ha sido formidable, y puedo notar, literalmente, cómo mi cuerpo se anima cuando tomo un smoothie. Dice: ¡¡¡Guau!!! Hoy es el día 10. Ayer vi que había adelgazado 6,5 kilos (13 libras). No estoy pendiente del peso, pero he notado que la grasa de la barriga está desapareciendo. No me siento pesado. Mi ánimo es estable. El primer día estuve un poco huraño, pero ese estado no tardó en desaparecer. Definitivamente, esta depuración me ha ayudado a continuar con mi objetivo de ponerme en forma, y estoy deseando continuar con este cambio de vida. Gracias, JJ, por tu visión de la salud».

WILSON G.

«¡He perdido 7 kilos (14 libras) en 10 días, tengo más claridad mental y me concentro mejor!»

«La Depuración Smoothie Verde 10 debería llamarse método para recuperar la energía, dormir bien y sentirse más sano, porque así es como me siento. Mi insomnio ha desaparecido. Tengo más energía de la que puedo gastar. Soy más consciente a la hora de escoger qué compro para comer. He adelgazado 7 kilos (14 libras), lo cual es toda una bendición para mí. Tengo más claridad mental y me concentro mejor. ¡Quién lo hubiera dicho! Cambia tu dieta, cambia tu vida. Esto no es solo una depuración de 10 días, sino una depuración que cambia tu forma de vivir. Quiero decirle a todos los que tienen dificultades los primeros días que vuestro cuerpo y vuestra mente os lo agradecerá después. Los dolores de cabeza desaparecen, tu piel se vuelve tersa y radiante. Tu nivel de energía se dispara. Gracias por esta gran experiencia que ha cambiado mi vida».

CHANTEL R.

«¡He perdido 7,5 kilos (15 libras) en 10 días y mi vida ha cambiado por completo!»

«He abusado de la comida durante los últimos siete u ocho años y mi cuerpo ha sufrido las consecuencias. Me subí a la báscula en Nochevieja y pesaba más que nunca. El 1 de enero de 2014, con mucho ánimo y entusiasmo, empecé la Depuración Smoothie Verde 10. Ni tan siquiera puedo decir que me resultó difícil porque cada día me sentí mucho mejor. Y todo gracias a la comida sana. Os digo lo que ha hecho con mi cuerpo la depuración:

- He adelgazado 7,5 kilos en total (15 libras) en 10 días.
- Mi nivel de energía se ha disparado.
- Los dolores han desaparecido.

- Ya no necesito esa taza de café por la mañana para empezar el día, porque me siento pletórica de energía.
- Durante meses la planta del pie me ha dolido tanto que pensaba que tenía fascitis plantar. Desde que hago la depuración, el dolor continúa, pero se ha convertido en una simple molestia.
- Tenía zonas muy sensibles en la boca, pero ese dolor ha desaparecido por completo.
- El pelo, que lo tenía muy frágil desde hace años, ahora está sano y fuerte. Puedo peinármelo sin que se rompa (por primera vez en años).
- Tengo las uñas duras como rocas.
- Cuando empecé la depuración, notaba que se avecinaba una sinusitis. Mi organismo ha curado esa infección sin necesidad de antibióticos (también por primera vez en mi vida).
- Por último, pero no menos importante, me siento motivada, inspirada y satisfecha.

»Descubrir esta depuración ha sido más que una suerte, ya que me ha cambiado por completo la vida. Gracias, JJ, por compartir tus conocimientos con otras personas».

NICOLE F.

«¡Peso 12,5 kilos (23 libras) menos que cuando empecé esta depuración hace doce días!»

«¿Has pasado alguna vez una época en que no encontrabas una razón para levantarte? Yo sí. Y no porque estuviese enferma o deprimida, sino por falta de motivación. Soy madre, esposa, empresaria, ama de casa, enfermera…; la lista es interminable. Ha habido muchos aspectos estresantes en mi vida, de los cuales me he sentido responsable de forma innecesaria. Ese estrés me ha producido un escaso rendimiento.

»Intenté diferentes dietas y planes de ejercicio para adelgazar y, durante un tiempo, lo conseguí. Sin embargo, luego recaía sobre mis hombros otro problema que me causaba estrés y dejaba el plan... durante un tiempo. Durante un largo periodo no pude caminar porque me dolía la espalda y los pies. En dieciséis años no había dormido una noche seguida. Recientemente me costaba mucho más dormir porque me despertaba a todas horas, sintiendo las manos doloridas y entumecidas.

»Paso al año 2013. Me siento cansada, la menopausia se está acercando, intento hacer ejercicio pero estoy aletargada. Veo a médicos que me recomiendan que levante pesas. ¿De verdad? Empiezo a hacer ejercicio en noviembre y las cosas marchan bien. Monto en bicicleta durante una o dos horas (por cierto, ¿he dicho que estaba tomando cafeína para mantenerme despierta?) y levanto pesas. Como menos... solo para ver si adelgazo algo. En ocho semanas solo perdí 4 kilos (9 libras). Qué tristeza.

»Luego una amiga me envió un mensaje hablándome de esta depuración. "Hmm..." parece interesante, pensé. Me dispuse a realizarla. Desde el primer smoothie, y me refiero al primero, me he sentido con más energía. He dormido casi toda la noche. Ya no siento ni el dolor ni el entumecimiento en las manos, y aparco a mucha distancia para ir caminando a todos los sitios. Dejo que otros se queden con los "mejores" sitios. Hoy he visto que he adelgazado 12,5 kilos (23 libras) desde que comencé la depuración hace doce días. ¡Parece increíble, pero me puedo quitar los pantalones sin desabrochármelos! (RISAS). ¡Me siento optimista! Puedo subir las escaleras con mucha facilidad, he jugado no solo con mi hijo pequeño, sino también con nuestro perro. Puedo hacer ejercicio por la mañana, trabajar todo el día, cocinar, limpiar y estudiar sin decir esa temida frase de "estoy agotada". Era la única excusa que tenía en mi vocabulario, pero eso se ha acabado. Y todo se lo debo a la bendita JJ Smith y su maravillosa Depuración Smoothie Verde 10».

MARIA W.

«¡Perdió 10,5 kilos (21 libras) y su presión arterial ahora es perfecta!»

«¡Tengo el mejor padre del MUNDO! Cuando le dije que necesitaba hacerse una depuración, no me puso ningún inconveniente. Confió en lo que le decía. Mi padre ha luchado contra la hipertensión desde que yo recuerde. He estado estudiando temas relacionados con la salud durante dos años, y he asimilado conceptos increíbles. He leído varios libros de JJ Smith, he visto documentales... A mitad de la depuración, le pregunté a mi padre si se sentía diferente. Me dijo que tenía más energía y que era capaz de subir las escaleras sin tener que detenerse para descansar. No puedes imaginar la alegría que me dio. Me sentí satisfecha; y, siempre que mi padre estuviese bien, yo lo estaría también.

»Mi padre y yo finalizamos la depuración este martes. ¡¡¡Guau!!! El jueves fue al médico para su revisión y, redoble de tambores, había perdido 10,5 kilos (21 libras). Sí, 10,5 kilos. El médico llevaba meses tratando de que adelgazase, pero eso no es todo: ¡¡¡su presión arterial era PERFECTA!!! El médico y la enfermera le preguntaron qué había hecho y, JJ, aunque me concedió todos los méritos, yo te los di a TI y a ÉL. Mi padre no se quejó lo más mínimo; hizo lo que recomendé, que es justo lo que tú dices. Tanto él como yo continuamos tomando smoothies de verduras. ¡Una vez más, JJ, muchas gracias por compartir tus conocimientos, por tu atención y por tu apoyo!».

TARA L.

«¡He adelgazado 8,5 kilos (17 libras), pienso con más claridad, me siento muy bien y duermo como nunca!»

«¡¡Hoy es el día 11 y aún me siento capaz de continuar!! Debo admitir que no creía que fuese capaz de acabarla después de ver todas esas *cosas* verdes (me refiero a las verduras), pero, después de mucho esfuerzo y empeño, ayer conseguí terminarla. Pienso con más claridad, me siento muy bien, duermo como nunca, y tengo una energía que me recuerda a los viejos tiempos. Ya no volveré a comer como antes. Lo mejor de todo es que he adelgazado 8,5 kilos (17 libras), se me caen los pantalones, no me aprieta la camisa, la presión arterial es de 113/67, he perdido 5 centímetros (2 pulgadas) de cintura y 7 (3 pulgadas) de estómago. Quiero expresar mi agradecimiento a JJ Smith por su tiempo y su sinceridad sobre lo que ocurriría durante la depuración. Estás ayudando a salvar a muchas personas que son honestas consigo mismas y reconocen que no pueden hacerlo por sí solas. ¡Estoy emprendiendo un nuevo camino hacia una vida más sana!».

MIKE B.

«Tengo más energia, estoy más despierto, no padezco problemas digestivos, y tengo la piel y los ojos más claros».

«Debo admitir que estaba muy decepcionada por haber engordado 5 kilos (10 libras) después de cumplir los cincuenta años en agosto. Cuando empecé la depuración, hace 10 días, estaba entusiasmada. Al finalizar el décimo día he observado los siguientes cambios: tengo más energía, estoy más despierta, no padezco problemas digestivos, tengo la piel y los ojos más claros, y no me duermo en el trabajo después de comer, y eso solo por mencionar algunos síntomas.

»Ayer terminé los 10 días de la depuración completa, pero continuaré con la versión modificada, que consiste en sustituir dos comidas por un smoothie de verdura. Aún peso 7 kilos (15 libras) más de lo que debiera para sentirme bien. He cambiado VIVIR por MORIR. Imagino que os gustaría saber cuánto he perdido:

- Peso: 5 kilos (10 libras)
- Busto: 2,5 centímetros (1 pulgada)

- Cintura: 5 centímetros (2 pulgadas)
- Caderas: 7,5 centímetros (3 pulgadas)
- Muslos: 5 centímetros (2 pulgadas) en el izquierdo y 2,5 centímetros (1 pulgada) en el derecho

»Gracias a todo el equipo, y continuad buscando vuestra meta, que es sin duda una mejor salud para todos nosotros».

WENDY M.

« Mi experiencia con la Depuración Smoothie Verde 10».

1. ¡Controlé la cantidad de aperitivos y los preparé por primera vez en mi VIDA!
2. Perdí 10 centímetros (5 pulgadas) de cintura.
3. Dormí mejor y tuve más energía.
4. Mi piel está mucho más limpia.
5. Aprendí a controlar mis ansias de tomar un refresco y lo reemplacé por un zumo de uvas rojas y estevia.
6. Invertí en alimentos integrales y cambié mi perspectiva sobre los gastos.
7. Me comprometí conmigo misma a seguir ese plan hasta finalizarlo.
8. Aprendí que la comida no es una forma de escape, sino una fuente de energía.
9. Corrí más rápido durante mi entrenamiento.
10. FINALMENTE… ¡¡Perdí 7 kilos (14 libras) y espero seguir adelgazando algo más!!

«¡Gracias, JJ Smith, por tu apoyo! ¡Tengo pensado continuar con la versión modificada, y volver a realizar una depuración completa para el próximo mes! ¡Que Dios te bendiga!».

CHIARA M.

«¡Es justo lo que necesitaba para ponerme en marcha!»

«12 latas de refrescos, 29,4 vasos de vino, 36 barritas de mantequilla, 42 alas de pollo, 98 chocolatinas. ¡Escoge tu veneno, pero ESO es lo que he perdido en 10 días! ¡Y no solo eso, he perdido mucho más! Ah, sí, las noches de insomnio han desaparecido. ¡Duermo como un niño y sin ningún problema! Las pequeñas ojeras que siempre llevaba debajo de los ojos... ¡bueno, no han desaparecido por completo, pero han disminuido tanto que ya casi no se notan! ¡La piel seca y quebradiza... también ha desaparecido! Ahora me dan ganas de decir: toca mi piel, no necesita maquillaje. ¡Sé que no es muy saludable, pero no puedo dejar de tocarme el rostro! ¡La barriga también ha desaparecido! ¡Y también esa terrible sensación con la ropa, al pasear, al respirar..., ya sabes a qué me refiero! ¡TODO ESO HA DESAPARECIDO!

»¡Aún me queda un largo camino, pero esto es justo lo que necesitaba para ponerme en marcha! Pesaba 74 kilos (165,4 libras) y ahora peso 70 (156,2). Estoy contenta y motivada para continuar. Mis ansias por la comida basura han desaparecido y las he sustituido por un deseo de llevar una vida más sana y feliz. ¡Lo próximo será cambiar a la versión modificada para mantenerme! ¡Gracias, JJ, por otro gran recurso! ¡El año pasado compré *Pierde peso sin dieta ni ejercicio*, pero ahora tengo la motivación y la claridad mental suficientes para ponerlo en práctica! Mi recompensa: ¡una deseada manicura y pedicura, y una imagen fabulosa! Buena suerte a todos los que empiezan. ¡Realizad la depuración y os sorprenderéis de los resultados!».

LATRISSE P.

«¡He adelgazado 4,5 kilos (9 libras), pero lo más importante es que ahora mantengo una nueva aptitud con la comida!»

«Hoy es el día 10 y tengo que decir que me siento mucho mejor que hace once días. Desde septiembre, me he estado poniendo a dieta y luego dejándola. Me di cuenta de que las dietas no funcionan, y que tenía que cambiar de vida si quería obtener los resultados que deseaba.

»Dicho esto, he perdido 4,5 kilos (9 libras), pero lo más importante de todo ello es que tengo una nueva perspectiva sobre cuál debe ser mi relación o predisposición respecto a la comida. Quiero dar las gracias a TODO EL MUNDO por su firme apoyo. Seguiré en contacto».

STAR S.

«¡Completar la depuración me ha hecho ver que CONTROLO lo que le doy a mi cuerpo!»

«¡Me siento ENTUSIASMADA de poder decir que he terminado la depuración y me encuentro MARAVILLOSAMENTE! ¡Si soy honesta, he de afirmar que no empecé la depuración con una actitud muy positiva! No creía que pudiese hacerla.

»No pensaba que me cambiaría la vida. Mi excusa era: "Hasta ahora todo lo que he hecho no me ha servido de nada, ¿por qué ahora va a ser diferente?", y "Estoy luchando contra mi constitución genética…, todos los miembros de mi familia tienen problemas de peso".

»No sé cuánto peso he perdido porque no me subí a la báscula antes de empezar la depuración, en parte porque me aterraba tener que afrontar la verdad. La verdad sobre mis malos hábitos alimentarios y mi falta de disciplina para poder afrontarlos. Completar la depuración me ha hecho ver que CONTROLO lo que le doy a mi cuerpo, que PUEDO vencer los impulsos, que SOY disciplinada, que PUEDO practicar hábitos alimentarios sanos. ¡¡¡Lo creo sinceramente!!!».

KAREN W.

«¡He obtenido grandes resultados! ¡Se acabó la barriga!»

«¡Ayer finalizó el día 10! ¡He obtenido grandes resultados! ¡Se acabó la barriga! ¡Ahora me puedo poner la talla 32, lo cual es bueno, ya que no tengo ninguna talla más grande en el armario! Mi especial agradecimiento a JJ Smith; todo empezó cuando compré su libro *Pierde peso sin dieta ni ejercicio*. Los métodos de ese libro funcionaron y me ayudaron a conseguir mi meta de usar la talla 32, por eso sabía que la depuración también funcionaría.

»También cambió mi mentalidad. Debes tener claro que la depuración es algo necesario. También visualicé los resultados. Para algunas mujeres puede ser tener el cuerpo de Beyoncé. ¡Para mí era usar la talla 32! ¡Tanto si eres nueva como si no, mantente firme durante la depuración!».

NICOLE H.

CAPÍTULO 11

Conclusión

Quiero felicitarte por dar ese increíble primer paso para tratar de recuperar la salud y controlar el peso. Si estás leyendo esto, ya has hecho lo más difícil, es decir, tomar la decisión de adelgazar y mantenerte sano. Es un camino que cambiará tu vida; ¡no es una dieta, sino un estilo de vida!

Recuerda que tienes la capacidad de cambiar tu vida, y ahora, con la información que te proporciona este libro, dispones de las herramientas necesarias para convertir tus sueños en realidad. Cada día es una nueva etapa. Controla lo que sucede hoy. Sueña con un cuerpo sano y hermoso, y observa cómo se hace realidad. ¡Tienes el control de tu cuerpo y de tu vida, por eso debes vivir con pasión, ya que solo se vive una vez!

Para terminar, quiero enumerarte los *10 mandamientos que debes cumplir para tener un aspecto joven y sentirte bien*; siempre los comparto en mis teleseminarios.

1. ***Ámate a ti mismo.*** El amor a uno mismo es esencial para sobrevivir. No puedes establecer una buena y auténtica relación con los demás si no te amas a ti mismo. No se puede regar la tierra si el pozo está seco. El amor a uno mismo no es egoísta ni autoindulgente. Tenemos primero que satisfacer nuestras necesidades para después hacerlo con los demás.

2. ***Responsabilízate de tu salud y bienestar.*** Si quieres estar sano, tener más energía y sentirte bien, debes saber lo que eso conlleva y aplicarlo a tu vida. Debes controlar lo que te llevas a la boca, la cantidad de ejercicio que haces y lo que piensas durante el día.

3. ***Dormir.*** Dormir y descansar son las dos formas que tiene el cuerpo de recargarse. El sueño es la actividad más sencilla, aunque una de las más subestimadas, para curar el cuerpo. La falta de sueño mina el brillo de tu piel y envejece tu rostro enrojeciendo tus ojos y haciendo que aparezcan las ojeras.

4. ***Desintoxica y depura tu cuerpo.*** Desintoxicar el organismo significa eliminar las toxinas y desechos para que puedas acelerar la pérdida de peso y recuperar la salud. ¡Un cuerpo limpio es un cuerpo hermoso!

5. ***Recuerda que un cuerpo sano es un cuerpo atractivo.*** ¡El cuerpo de una mujer es realmente hermoso! Todo consiste en mantenerse sana, tener seguridad y estilo, y vestir la ropa que encaje con tu figura.

6. ***Come alimentos sanos, naturales e integrales.*** Comer saludablemente puede aminorar el paso del tiempo y hacer que el cuerpo adquiera un aspecto más joven. Cuando tomas alimentos sanos, te sientes mejor y tienes un aspecto más juvenil, ya que mantienes el cuerpo limpio en el ámbito celular y adquieres un aspecto radiante a pesar de la edad. Comer de forma saludable debe formar parte de tu «plan de belleza».

7. ***Acepta un envejecimiento saludable.*** El objetivo no consiste en detener el proceso de envejecimiento, sino aceptarlo. Un envejecimiento saludable consiste en mantenerse sano, lo que significa sentirse bien y tener un buen aspecto a pesar de la edad.

8. ***Comprométete a cambiar de vida.*** Adelgazar de forma permanente exige comprometerse a cambiar... tu forma de pensar, tu manera de vivir, tu mentalidad.

¡Requiere adquirir conocimientos y hacer cambios para mejorar tu vida!

9. **Recorre el camino.** Este es un camino que cambiará tu vida; ¡no es una dieta, sino un estilo de vida! Sé amable y generoso contigo. Celebra tus pequeños logros. Y cuando cometas un desliz, no seas drástico; a eso se le llama ser humano.

10. **Vive, ama y ríe.** Reírse es bueno para el espíritu. ¡Vive la vida con pasión! ¡Nunca renuncies a tus sueños! Y lo más importante, ama. ¡Recuerda que el amor nunca falla!

Ahora que has experimentado el poder de la Depuración Smoothie Verde 10, procura compartir tu exitosa historia con los demás y ayúdales a recuperar la salud y la vitalidad.

Más de 100 recetas de smoothies con diferentes objetivos

En el capítulo 2 enumeré una lista de las verduras más conocidas, así como de las que tienen un sabor más intenso y suave. Dispones, por tanto, de una amplia variedad donde escoger para preparar las recetas que aparecen a continuación. La cantidad más normal que debes emplear en cada receta es de 2 puñados. Si quieres endulzar el smoothie, puedes añadirle estevia a tu gusto.

Instrucciones para triturar: Introduce las verduras y los líquidos (o el hielo) en la batidora y tritúralos hasta que adquieran la consistencia de un zumo. Deja de batir y añade los ingredientes restantes. Tritura hasta que el smoothie tenga un aspecto cremoso.

ANTIENVEJECIMIENTO

VERDURAS, PLÁTANOS Y MELOCOTÓN

- 2 puñados de verduras
- 2 tazas de agua
- 1½ tazas de melocotones congelados
- 1 plátano sin piel
- 2 cucharadas de aceite de girasol
- 2 cucharaditas de espirulina

COCO Y BAYAS

2 puñados de verduras
1½ tazas de agua de coco
½ taza de arándanos congelados
½ taza de frambuesas

VERDURAS, JENGIBRE Y SANDÍA

2 puñados de verduras
½ taza de hielo
4 tazas de trozos de sandía
2 cucharadas de semillas de chía
1 pizca de jengibre fresco sin piel

VERDURAS, FRUTOS SECOS Y PLÁTANO

2 puñados de verduras
1½ tazas de leche de almendras
3 plátanos sin piel
2 cucharadas de semillas de chía

RENDIMIENTO DEPORTIVO

VERDURAS, BAYAS Y PROTEÍNA

2 puñados de verduras
2 tazas de agua
1½ tazas de frambuesas congeladas
¼ de taza de arándanos congelados
¼ de taza de mantequilla de almendras
¼ de taza de cacao en polvo
½ taza de proteína vegetal en polvo

PLÁTANOS, ARROZ Y PROTEÍNA

2 tazas de apio troceado
2 tazas de hielo
⅓ de taza de anacardos
3 plátanos sin piel
½ taza de proteína vegetal en polvo
1 cucharada de espirulina

CEREZAS Y PASTO AGROPIRO

2 puñados de verduras
1 taza de agua
1 taza de cerezas congeladas
½ taza de zumo de pasto agropiro recién exprimido
½ taza de zumo de remolacha recién exprimido
¼ de taza de semillas de chía
4 dátiles grandes deshuesados

ARÁNDANOS Y SEMILLAS

2 puñados de verduras
2 tazas de agua
1 taza de arándanos congelados
½ taza de semillas de girasol
½ taza de semillas de chía
6 higos secos
2 dátiles deshuesados
1 taza de cacao en polvo

FRUTOS SECOS, APIO Y PROTEÍNA

1 puñado de verduras
2 tazas de agua

½ taza de nueces de Macadamia
¼ taza de zumo de pasto agropiro recién exprimido
4 dátiles grandes deshuesados
1 taza de apio troceado
½ taza de proteína vegetal en polvo

BAYAS, CALABAZA Y PROTEÍNA

2 puñados de verduras
½ taza de apio troceado
2 tazas de agua
½ taza de semillas de calabaza
¼ taza de bayas de goji
4 dátiles deshuesados
½ taza de proteína vegetal en polvo
2 cucharadas de maca en polvo

PLÁTANOS, SEMILLAS DE GIRASOL Y PROTEÍNA

2 puñados de verduras
1 taza de agua
½ taza de semillas de girasol
2 dátiles deshuesados
2 plátanos sin piel
1 taza de proteína vegetal en polvo
1 cucharada de ginseng en polvo

BELLEZA (PELO, PIEL Y UÑAS SANOS)

MANGO Y PLÁTANO

2 puñados de verduras
1 taza de agua de coco

1 plátano sin piel
1½ tazas de trozos de mango congelado

PAPAYA Y LIMÓN

1 puñado de perejil
2 tazas de agua
1 plátano congelado sin piel
1 taza de papaya troceada
1 limón

NARANJA Y ESPINACAS

2 tazas de brotes de espinacas
1 naranja, sin piel ni pepitas
1 kiwi sin piel
1 cucharada de vinagre de manzana
1 paquete de estevia

PLÁTANO Y PERA

2 puñados de verduras
1½ tazas de agua
1 plátano congelado sin piel
2 peras
⅓ de taza de mantequilla de almendras

MANZANA Y PERA

2 puñados de verduras
2 tallos de apio troceados
½ taza de agua
1 pera sin pepitas

1 manzana grande
1 plátano congelado sin piel
2 cucharadas de zumo de limón recién exprimido

VERDURAS Y BAYAS

2 puñados de verduras
½ taza de agua
½ taza de té verde
2 tazas de bayas combinadas
1 plátano congelado sin piel

ZANAHORIA Y MANZANA

2 puñados de verduras
3 tallos de apio
1 taza de agua
1 remolacha pequeña, pelada y troceada
1 taza de hielo
2 zanahorias
1 manzana
½ limón, sin piel, sin pepitas y seccionado

ARÁNDANOS ROJOS Y BAYAS

2 puñados de verduras
½ taza de hielo
½ taza de arándanos
½ taza de moras
½ taza de arándanos rojos
1 cucharada de semillas de chía molidas

PEPINO Y FRESAS

2 puñados de verduras
1 taza de agua
1 pepino
1 taza de fresas congeladas
4 higos secos
2 cucharadas de linaza molida

HUESOS Y ARTICULACIONES

PLÁTANO Y ARÁNDANOS

2 puñados de verduras
2 tazas de agua
1 taza de arándanos congelados
1 plátano sin piel
2 cucharadas de semillas de chía molidas

PLÁTANO Y FRUTOS SECOS

2 puñados de verduras
1 taza de leche de almendras
2 plátanos congelados sin piel
2 cucharadas de cacao
2 cucharadas de linaza molida

NARANJA Y AGUACATE

2 puñados de verduras
1 taza de agua
½ taza de hielo

3 naranjas peladas
½ aguacate sin piel ni pepitas
2 cucharaditas de espirulina en polvo

RALLADURA DE LIMÓN

2 puñados de verduras
1½ tazas de zumo de naranja recién exprimido
1 taza de hielo
1 limón sin piel
1 cucharada de MSM (metilsulfonilmetano) en polvo

JENGIBRE Y PERA

2 puñados de verduras
1 taza de leche de almendras
2 peras grandes
1 trocito de jengibre fresco sin piel

ESTREÑIMIENTO

REMOLACHA Y PERA

2 puñados de verduras
1½ tazas de leche de almendras
2 peras grandes
¼ de taza de trozos de remolacha sin piel

PLÁTANO Y ARÁNDANOS

2 puñados de verduras
1 taza de agua
1 pera

1 plátano congelado sin piel
1 taza de arándanos congelados

PLÁTANO Y CIRUELAS PASAS

2 puñados de verduras
1½ tazas de leche de almendras
2 plátanos congelados sin piel
5 ciruelas pasas deshuesadas
1 pera

NARANJA Y MANGO

2 puñados de verduras
1 taza de agua
1 taza de trozos de mango congelado
2 naranjas sin piel ni pepitas

FRESAS Y KIWI

2 puñados de verduras
1 taza de agua
1½ tazas de fresas congeladas
2 kiwis (con piel)
2 cucharadas de linaza

DESINTOXICACIÓN

LIMÓN Y LIMA

2 puñados de verduras
1 naranja grande recién exprimida
½ taza de hielo

2 plátanos congelados sin piel
½ limón sin piel ni pepitas
½ lima sin piel ni pepitas

MORAS Y PLÁTANO

2 puñados de verduras
¼ de taza de agua
1 plátano congelado sin piel
½ taza de moras congeladas
1 taza de fresas congeladas
1 taza de arándanos congelados

POMELO Y PLÁTANO

2 puñados de verduras
1 taza de agua
1 plátano congelado sin piel
1 taza de fresas congeladas
1 pomelo rojo sin piel ni pepitas
1 paquete de estevia

PERA Y PIÑA

2 puñados de verduras
1 taza de hielo
1 pera sin pepitas
1 manzana pequeña, sin pepitas ni corazón
2 tazas de piña troceada

MANGO Y PIÑA

2 puñados de verduras
1½ tazas de agua de coco

1 taza de trozos de mango congelado
1 taza de piña troceada
1 lima sin piel ni pepitas
Una pizca de pimienta de Cayena

MANZANA Y PLÁTANO

2 puñados de verduras
1 taza de hielo
2 manzanas verdes Granny Smith sin pepitas ni corazón
2 plátanos pequeños sin piel

DIABETES/CONTROL DE AZÚCAR EN LA SANGRE

NARANJA Y CIRUELA

2 puñados de verduras
½ taza de hielo
2 naranjas sin piel
½ taza de ciruelas
1 cucharadita de canela
2 cucharadas de linaza molida

PERA Y PLÁTANO

2 puñados de verduras
1 taza de leche de almendras
1 plátano congelado sin piel
1 pera
1 manzana sin semillas ni corazón
1 cucharadita de canela

KIWI Y ALMENDRAS

2 puñados de verduras
1½ tazas de leche de almendras
1 plátano congelado sin piel
2 kiwis (con piel)
1 taza de fresas congeladas
2 cucharadas de linaza molida

ARÁNDANOS Y PLÁTANO

2 puñados de verduras
1 taza de agua
1 plátano congelado sin piel
1½ tazas de arándanos congelados
2 cucharadas de linaza molida

MANGO Y ALMENDRAS

2 puñados de verduras
1½ tazas de leche de almendra
½ taza de trozos de mango congelado
1 taza de fresas congeladas

MANGO Y NARANJA

2 puñados de verduras
1 taza de agua
½ taza de trozos de mango congelado
½ limón sin piel ni pepitas
1 naranja sin piel ni pepitas
2 cucharadas de semillas de girasol

AGUACATE Y VERDURAS

2 puñados de verduras
1 taza de hielo
1 plátano mediano sin piel
2 tazas de fresas congeladas
¼ de aguacate sin piel

NARANJA, BAYAS Y SEMILLAS

2 puñados de verduras
1 taza de leche de almendras sin edulcorar
1 naranja pequeña sin piel
½ taza de bayas combinadas congeladas
1 cucharadita de bayas de goji en remojo durante 10 minutos
1 cucharada de linaza molida
1 medida de proteína vegetal en polvo

AUMENTO DE ENERGÍA

FRESAS Y UVAS

2 puñados de verduras
½ taza de agua
½ taza de uvas rojas
2 plátanos congelados sin piel
1½ tazas de fresas congeladas

MENTA Y PERAS

2 puñados de verduras
½ taza de agua

2 peras
½ centímetro de jengibre fresco rallado
¼ de taza de hojas de menta recién cortadas

PERA Y NARANJA

2 puñados de verduras
½ taza de hielo
1 pera sin pepitas ni corazón
2 naranjas sin piel ni pepitas
1 cucharada de linaza molida

MELOCOTÓN Y MANGO

2 puñados de verduras
1 taza de agua
1½ tazas de melocotones congelados
2 nectarinas peladas sin pepitas ni corazón
1 taza de trozos de mango congelado
2 ciruelas deshuesadas y sin corazón

COCO Y BAYAS

2 puñados de verduras
1 taza de agua
2 nectarinas peladas, sin semillas ni corazón
1 plátano congelado sin piel
½ taza de bayas goji
½ taza de coco rallado

SALUD CARDIOVASCULAR

PLÁTANO Y MANGO

2 puñados de verduras
2 tazas de agua
1 plátano congelado sin piel
½ taza de trozos de mango congelado
2 cucharaditas de espirulina
2 cucharadas de aceite de nuez

PLÁTANO Y ALMENDRAS

2 puñados de verduras
1½ tazas de leche de almendra
3 plátanos congelados sin piel
½ cucharadita de canela

COCO Y BAYAS

2 puñados de verduras
1 taza de agua de coco
1 taza de arándanos congelados
¼ de taza de bayas de goji

SANDÍA Y MENTA

2 puñados de verduras
4 tazas de sandía
2 cucharadas de linaza molida

ACEITE DE GIRASOL Y NARANJA

2 puñados de verduras
1 taza de agua
2 naranjas sin piel ni pepitas
1 taza de uvas rojas
2 cucharadas de linaza molida
2 cucharadas de aceite de girasol

AGUACATE Y MANZANA

2 puñados de verduras
1 taza de zumo de manzana sin edulcorar
1 taza de hielo
2 manzanas pequeñas, sin pepitas ni corazón
½ aguacate sin piel ni corazón
¼ de taza de trozos de remolacha sin piel
1 cucharada de cacao en polvo

MELOCOTÓN Y BAYAS

2 puñados de verduras
1 taza de agua
1½ tazas de melocotones congelados
1 taza de bayas combinadas
½ aguacate sin piel ni corazón

PERA Y PLÁTANO

2 puñados de verduras
1½ tazas de leche de almendras
2 peras
1 plátano congelado sin piel
½ cucharadita de extracto de vainilla

MEJORÍA DEL SISTEMA INMUNOLÓGICO

MELÓN CANTALUPO Y ZANAHORIA

2 puñados de verduras
½ taza de té verde
1 plátano congelado sin piel
1 zanahoria troceada
1 taza de melón Cantalupo troceado, sin piel ni pepitas
1 paquete de estevia

VERDURAS Y FRESAS

2 puñados de verduras
½ taza de té verde
½ taza de fresas congeladas
1 plátano congelado sin piel
1 paquete de estevia

FRESAS Y NARANJA

2 puñados de verduras
½ taza de agua
2 tazas de fresas congeladas
1 naranja grande sin piel ni pepitas
1 paquete de estevia

MANGO Y MORAS

2 puñados de verduras
1 taza de agua
½ taza de moras congeladas
½ taza de frambuesas congeladas

1 taza de trozos de mango congelado
1 naranja sin piel ni pepitas
1 paquete de estevia

PLÁTANO Y LIMÓN

2 puñados de verduras
1 taza de hielo
1 plátano congelado sin piel
½ taza de uvas verdes
1 limón sin piel ni pepitas
1 paquete de estevia

SMOOTHIES PARA NIÑOS

NARANJA Y ALBARICOQUE

2 puñados de verduras
1 taza de agua
2 naranjas sin piel ni pepitas
6 albaricoques secos y deshuesados
1 plátano congelado sin piel
½ taza de almendras
¼ de taza de mantequilla de almendras

ARÁNDANOS Y PLÁTANO

2 puñados de verduras
1 taza de agua
1 plátano grande congelado sin piel
1¼ tazas de arándanos congelados
¼ de taza de linaza molida
1 paquete de estevia

CHOCOLATE Y ANACARDOS

2 puñados de verduras
2 tazas de agua
½ taza de anacardos
½ taza de cacao crudo en polvo
6 dátiles grandes deshuesados
1 paquete de estevia

CHOCOLATE Y PLÁTANO

2 puñados de verduras
1½ tazas de agua
2 plátanos congelados sin piel
1 taza de mantequilla de avellana
4 dátiles grandes deshuesados
¼ de taza de cacao crudo en polvo

MORAS Y ALMENDRAS

1 puñado de verduras
2 tazas de leche de almendras
1 plátano congelado sin piel
½ taza de arándanos congelados
1 taza de moras congeladas
2 dátiles deshuesados

BAYAS Y ALMENDRAS

1 puñado de verduras
1½ tazas de leche de almendras
2 cucharadas de zumo de limón recién exprimido
2 tazas de bayas combinadas congeladas

¼ de taza de bayas de goji
6 dátiles grandes deshuesados
1 paquete de estevia

BAYAS COMBINADAS

1 puñado de verduras
1½ tazas de leche de avellanas
2½ tazas de bayas combinadas congeladas
4 dátiles grandes deshuesados
2 cucharaditas de extracto de vainilla

MEJORÍA DEL ESTADO ANÍMICO

ARÁNDANOS Y REMOLACHA

2 puñados de verduras
1 taza de agua
1 plátano congelado sin piel
1½ tazas de melocotones congelados
1 taza de arándanos congelados
½ taza de remolacha troceada sin piel
1 zanahoria troceada

MANGO Y ACEITE DE NUEZ

2 puñados de verduras
1½ tazas de leche de almendras
1½ tazas de trozos de mango congelado
1 plátano congelado sin piel
1 cucharada de aceite de nuez

PLÁTANO Y NECTARINA

2 puñados de verduras
1 taza de agua
2 plátanos congelados sin piel
1 nectarina sin piel ni pepitas
1 taza de fresas congeladas
3 dátiles deshuesados

BAYAS Y PLÁTANO

2 puñados de verduras
1½ tazas de agua
1 plátano congelado sin piel
2 tazas de bayas combinadas y congeladas
2 cucharadas de linaza molida

MANZANAS ROJAS Y FRESAS

2 puñados de verduras
1 taza de agua
2 manzanas rojas pequeñas, sin pepitas ni corazón
1 taza de fresas congeladas

PAPAYA Y VERDURAS

2 puñados de verduras
½ taza de hielo
1 papaya sin piel ni pepitas
1¼ tazas de piña troceada

PLÁTANO Y COCO

2 puñados de verduras
½ taza de hielo
2 plátanos congelados sin piel
1 lima sin piel ni pepitas
½ taza de coco rallado
¼ taza de coco recién troceado
1 taza de agua de coco
½ aguacate sin piel ni pepitas

AGUACATE Y PLÁTANO

2 puñados de verduras
½ taza de hielo
2 naranjas sin piel ni pepitas
1 plátano congelado sin piel
½ aguacate sin piel ni pepitas

PERA Y VAINILLA

2 puñados de verduras
1 taza de leche de almendras
½ taza de hielo
1 manzana
1 plátano congelado sin piel
1 pera
2 cucharadas de linaza molida
1 cucharadita de extracto de vainilla

ESTRÉS

PIÑA Y VERDURAS

2 puñados de verduras
1 taza de agua
2 tazas de piña troceada
1 taza de melocotones congelados
1 plátano congelado sin piel

POMELO Y PLÁTANO

2 puñados de verduras
1 taza de agua de coco
1 pomelo rojo sin piel ni pepitas
2 kiwis
1 plátano congelado sin piel

GRANADAS Y BAYAS

2 puñados de verduras
½ taza de zumo de granada
1 plátano congelado sin piel
½ taza de arándanos congelados
½ taza de fresas
½ taza de uvas rojas

MANZANA, PLÁTANO Y VERDURAS

2 tazas de agua
2 puñados de verduras
2 manzanas pequeñas, sin corazón ni pepitas
2 plátanos congelados sin piel
1 pera sin pepitas
1 cucharada de semillas de chía molidas

ADELGAZAMIENTO Y ELIMINACIÓN DE GRASA

SMOOTHIE PARA ELIMINAR GRASA

2 puñados de verduras
2 tazas de té verde frío
½ lata de leche de coco
El zumo de 1 limón
¼ de taza de dátiles deshuesados
½ aguacate sin piel ni pepitas
½ pomelo rojo sin piel ni pepitas

NARANJA, PLÁTANO Y VERDURAS

2 puñados de verduras
½ taza de agua
2 naranjas sin piel ni pepitas
2 plátanos congelados sin piel

BAYAS Y PERAS

2 puñados de verduras
1½ tazas de leche de almendras
2 tazas de bayas combinadas congeladas
2 peras sin pepitas

PLÁTANO, BAYAS Y ALMENDRAS

2 puñados de verduras
1½ tazas de leche de almendras
1 plátano congelado sin piel
1 taza de arándanos congelados
½ taza de fresas congeladas

BAYAS Y MELÓN CANTALUPO

2 puñados de verduras
1 taza de agua
½ melón Cantalupo sin piel ni pepitas
1½ tazas de fresas congeladas

CEREZAS Y NARANJA

2 puñados de verduras
1½ tazas de leche de almendras
1 taza de cerezas deshuesadas
2 naranjas sin piel ni pepitas
1 cucharada de semillas de chía molidas

FRAMBUESAS Y NARANJA

2 puñados de verduras
½ taza de agua
2 naranjas sin piel ni pepitas
2 tazas de frambuesas congeladas

MELOCOTÓN Y VAINILLA

2 puñados de verduras
1 taza de agua
1½ tazas de melocotones congelados
1 taza de fresas congeladas
1 cucharadita de extracto de vainilla

MANGO Y LIMA

2 puñados de verduras
1½ tazas de agua

1 naranja sin piel ni pepitas
½ taza de trozos de mango congelado
1 lima sin piel ni pepitas
1 paquete de estevia

VERDURAS Y FRAMBUESA

2 puñados de verduras
1 taza de agua
1 plátano congelado sin piel
1 taza de frambuesas congeladas
2 cucharadas de linaza molida

CHÍA Y PERA

2 puñados de verduras
1½ tazas de agua
1 plátano congelado sin piel
2 peras
2 cucharadas de semillas de chía molidas

PIÑA, NARANJA Y VERDURAS

2 puñados de verduras
1 taza de hielo
1 taza de piña troceada
2 naranjas sin piel ni pepitas

SANDÍA Y VERDURAS

2 puñados de verduras
1 taza de hielo

2 tazas de sandía
1 cucharadita de linaza molida

POMELO Y PIÑA

2 puñados de verduras
½ taza de agua de coco
½ taza de hielo
1 taza de piña troceada
1 pomelo rojo

VARIOS

EL SMOOTHIE COMPLETO

2 puñados de verduras
1 taza de leche de almendras sin edulcorar
½ taza de agua
1 taza de arándanos congelados (o de bayas combinadas)
2 cucharadas de yogurt griego bajo en grasa
1 cucharada de linaza molida
Estevia a tu gusto

SMOOTHIE DE PLÁTANO Y CHÍA

2 puñados de verduras
½ taza de agua o hielo picado
1 plátano congelado sin piel
1 taza de frambuesas (frescas o congeladas)
2 cucharaditas de semillas de chía
    (en remojo durante 10 minutos)

SMOOTHIE DE COCO Y MELOCOTÓN

2 puñados de verduras
1 taza de agua de coco
2 tazas de uvas congeladas
2 melocotones deshuesados

SMOOTHIE DE FRUTAS TROPICALES Y ESPINACAS

2 puñados de verduras
2 tazas de agua
1 taza de piña troceada
1 taza de mango troceado
2 plátanos congelados sin piel

SMOOTHIE DE CHOCOLATE Y CEREZAS

2 puñados de verduras
2 tazas de leche de almendras sin edulcorar
2 tazas de cerezas deshuesadas
2 plátanos congelados sin piel
1 cucharadita de canela
3 cucharadas de cacao en polvo

SMOOTHIE DE NARANJA, FRESAS Y ESPINACAS

2 puñados de verduras
1 taza de hielo
1 naranja grande cortada en trozos, sin piel ni pepitas
½ plátano grande cortado en trozos
6 fresas grandes congeladas
½ taza de yogurt natural griego

SMOOTHIE DE JENGIBRE Y VERDURAS

2 puñados de verduras
2 tazas de agua
1 plátano troceado
1 naranja troceada sin piel
½ manzana (tu variedad favorita) troceada, sin corazón
    ni pepitas
½ limón sin piel ni pepitas
1 centímetro de jengibre fresco sin piel y rallado

SMOOTHIE DE COCO, MANGO Y ESPINACAS

2 puñados de verduras
1½ tazas de agua
1 taza de leche de coco o agua de coco congelada
1 taza de mango congelado
1 paquete de estevia
1 cucharada de proteína de cáñamo en polvo

SMOOTHIE DE ARÁNDANOS

1 taza de espinacas
2 tazas de agua
1 taza de arándanos congelados
1 plátano sin piel

SMOOTHIE DE CEREZAS

2 puñados de verduras
1 taza de leche de coco (se puede sustituir por agua
    para reducir las calorías)
1 taza de leche de almendras

2 tazas de cerezas
½ taza de pasas
1 taza de avena (tendrás que masticarla al tomar el smoothie)

SMOOTHIE DE PLÁTANO, MELOCOTÓN Y COL RIZADA

2 puñados de verduras
1½ tazas de agua
1 taza de leche de almendras
1 taza de melocotón congelado
1 plátano congelado sin piel
1 taza de avena
¼ de taza de albaricoques secos (o alguna otra fruta seca)
¼ de taza de almendras (utiliza almendras trituradas si no tienes
    una batidora muy potente)

Recetas depurativas con un elevado contenido proteínico

En el capítulo 6 hablé de algunas comidas depurativas con un elevado contenido proteínico que ayudan a adelgazar después de la depuración. ¡Veamos algunas de mis recetas favoritas que son depurativas, sanas y deliciosas!

SALMÓN AL HORNO ALIÑADO CON LIMA Y CILANTRO

½ kilo (1 libra) de filetes de salmón sin piel
1 guindilla sin pepitas y cortada en tiras finas
⅓ de taza de zumo de lima recién exprimido
2 cebolletas troceadas
1 taza de hojas de cilantro fresco troceadas
1 cucharadita de aceite de colza
½ cucharadita de sal marina

1. Precalentar el horno hasta los 175 °C (350 °F).
2. Mezclar en la batidora la guindilla, el zumo de lima, las cebolletas, el cilantro, el aceite, la sal y hacer un puré.
3. Colocar el salmón en una bandeja de hornear lo bastante grande como para que quepan todos los filetes. Echar la salsa de la batidora sobre el salmón, dándole la vuelta para que lo cubra por ambos lados.

4. Hornear sin cubrir hasta que quede a tu gusto por el centro, de 20 a 25 minutos, dependiendo del grosor del pescado.
5. Para servir, cortarlo en trozos y bañar cada porción con salsa.

POLLO AL HORNO GRATINADO CON ALMENDRAS

3 pechugas de pollo medianas
2 claras de huevo
1 taza de almendras
¼ de taza de queso parmesano
1 cucharadita de tomillo
2 cucharaditas de orégano
1 cucharadita de sal marina

1. Precalentar el horno hasta los 175 °C (350 °F).
2. Echar las almendras, el orégano, el queso parmesano, la sal y el tomillo en la batidora y triturar hasta que queden bien mezclados.
3. Poner el pollo en una bandeja, las claras en un recipiente poco profundo, y la mezcla de almendras en otra fuente.
4. Pasar las pechugas por la clara, luego por la mezcla de almendras y después colocarlas en una bandeja forrada con papel de hornear.
5. Hornear durante 30 minutos.

VIEIRAS CON SALSA DE LIMÓN

¾ de kilo (1½ libras) de vieiras, lavadas y secas
¼ de taza de perejil fresco
2 cucharadas de zumo de limón recién exprimido
¼ de taza de aceite virgen extra
1 diente de ajo picado
½ cucharadita de sal marina
¼ de cucharadita de pimienta molida

1. Mezclar el zumo de limón, el perejil, el ajo, la sal marina y la pimienta en un recipiente pequeño.
2. Añadir el aceite de oliva y apartar.
3. Rociar una sartén con spray para cocinar a temperatura moderada.
4. Espolvorear las vieiras con sal y pimienta, echarlas en la sartén y saltear durante 2 o 3 minutos por cada lado.
5. Bañar las vieiras con la salsa y servir.

POLLO AL HORNO CON LIMÓN

1½ kilos (3 libras) de pechugas de pollo
2 cucharadas de aceite de oliva virgen extra
2 cucharadas de albahaca troceada
¼ de taza de zumo de limón recién exprimido

1. Poner el pollo, la albahaca, el zumo de limón y el aceite de oliva en un recipiente grande y mezclar bien.
2. Meterlo en la nevera y marinarlo durante 2 horas.
3. Hornear a 218 °C (425 °F) durante 50 o 60 minutos y servir.

FILETE CON CHAMPIÑONES

1¼ kilo (45 onzas) de lomo; eliminar la grasa visible
½ kilo (1 libra) de champiñones limpiados y cortados en tiras de medio centímetro (¼ de pulgada)
1 cucharada de aceite de oliva
½ taza de caldo de carne con bajo contenido en sodio
1 cucharadita de salsa de soja con bajo contenido en sodio
½ cucharadita de sal marina
½ cucharadita de pimienta negra
4 dientes de ajo
1 cucharada de tomillo fresco troceado

1. Calentar el aceite a temperatura media en una sartén antiadherente.

2. Sazonar ambos lados de los filetes con sal y pimienta.
3. Echar los filetes a la sartén y cocinar hasta que estén bien hechos (de 3 a 5 minutos por cada lado). Dejar reposar durante 5 minutos.
4. Mientras tanto, poner una sartén mediana al fuego y calentar a temperatura media. Añadir el ajo y rehogar, removiendo, durante 30 segundos.
5. Añadir los champiñones y el tomillo; saltear, removiendo ocasionalmente, hasta que los champiñones estén tiernos, de 3 a 5 minutos.
6. Añadir el caldo y la salsa de soja, y desglasar raspando los trozos tostados del fondo de la sartén con una cuchara o una espátula.
7. Cocer, removiendo de vez en cuando, hasta que el líquido quede reducido a una capa fina, de 1 a 2 minutos.
8. Servir los filetes con la salsa de champiñones por encima, esparciéndola de forma uniforme.
9. Adornar con ramitas de tomillo.

VIEIRAS FLAMBEADAS CON SALSA DE VINAGRETA

½ kilo (1 libra) de vieiras
¾ de taza de leche de soja
6 cucharaditas de aceite de oliva, divididas
2 tazas de guisantes frescos o congelados
2 cebolletas, enjuagadas y cortadas en tiras muy finas
¼ de cucharadita de sal marina, dividida por la mitad
1 cucharadita de hojas de tomillo fresco
1 cucharadita de zumo de limón recién exprimido
2 cucharaditas de vinagre de vino blanco
1 cucharadita de menta fresca picada
½ cucharadita de miel cruda

1. Calentar una sartén a temperatura baja, añadir 1 cucharadita de aceite y moverlo para que se cubra la sartén.

2. Añadir las cebolletas y ⅛ de cucharadita de sal y rehogar, removiendo de vez en cuando, hasta que las cebolletas estén tiernas y empiecen a dorarse.
3. Agregar el tomillo, los guisantes y la leche de soja. Poner el fuego a temperatura media y saltear, removiendo, hasta que los guisantes se hayan calentado, unos 5 minutos. Apartar la mezcla del fuego.
4. Echar la mezcla de los guisantes en una batidora y triturar hasta que adquiera una textura suave, añadiendo un poco de leche si es necesario.
5. Calentar una sartén grande a temperatura media-alta. Añadir 1 cucharadita de aceite y moverlo para que se cubra toda la sartén.
6. Añadir las vieiras, dejando un pequeño espacio entre ellas para evitar que se vaporicen. Rehogar las vieiras durante unos 3 minutos por cada lado hasta que estén doradas y un poco firmes al tacto. Colocarlas en una fuente.
7. En un recipiente pequeño, mezclar las 4 cucharaditas de aceite restantes con el zumo de limón, el vinagre, 1 cucharadita de agua, la menta, la miel y la sal restante.
8. Echar ½ taza del puré de guisantes en cada uno de los 4 platos y luego colocar 4 vieiras encima.
9. Añadir la vinagreta encima de las vieiras y servir.

FLETÁN AL HORNO

¾ de kilo (25 onzas) de filetes de fletán sin espinas, pero con piel
1 cucharadita de aceite virgen extra
1 diente de ajo grande picado
2 cucharaditas de ralladura de limón
El zumo de ½ limón
1 cucharadita de perejil picado
Una pizca de sal marina
Una pizca de pimienta negra recién molida

1. Precalentar el horno a 200 °C (400 °F)
2. Poner el fletán en una fuente de hornear grande antiadherente, con la piel hacia abajo y rociar con el aceite.
3. Cubrir uniformemente con el ajo, la ralladura de limón, 2 cucharadas de zumo y el perejil; sazonar con sal y pimienta.
4. Hornear de 12 a 15 minutos, hasta que el fletán se desmenuce con facilidad con un tenedor.
5. Rociar el limón restante y servir.

COL VERDE CON SALSA DE PAVO

½ cucharadita de chile en polvo
½ cucharadita de pimentón
¼ de cucharadita de sal marina
⅛ de cucharadita de pimienta negra y pimienta de Cayena molidas
3 chalotas medianas cortadas en tiras finas
1 cucharada de aceite virgen extra, dividido
2 salchichas de pavo magra sin piel
½ kilo (1 libra) de col verde, sin tallos y con las hojas troceadas

1. Mezclar en un pequeño recipiente el chile en polvo, el pimentón, la sal, la pimienta negra y la Cayena.
2. Calentar 2 cucharaditas de aceite en una sartén grande a temperatura media.
3. Añadir las chalotas y rehogar, removiendo con frecuencia, durante 3 minutos, hasta que estén tiernos.
4. Calentar el aceite restante en una sartén. Añadir las salchichas y freír, desmenuzando la carne con una cuchara de madera, durante 3 minutos, hasta que se dore.
5. Remover y verter la mezcla de especias y la col verde en una cacerola. Cubrir y cocer durante 2 minutos.
6. Quitar la tapa, remover y cocer durante 2 minutos más.
7. Añadir la mezcla de chalotas, remover y cocer durante 1 minuto más hasta que esté bien caliente.

SALMÓN GLASEADO

4 filetes de salmón
¼ de taza de salsa de soja tamari
2 cucharadas de miel cruda
1 cucharada de vinagre de arroz
1 cucharada de jengibre molido
¼ de cucharadita de pimienta de Cayena
⅛ de cucharadita de pimienta molida

1. Mezclar en un recipiente grande la salsa de soja, la miel, el vinagre, el jengibre, la Cayena y la pimienta negra.
2. Añadir el salmón y marinar en una bolsa para almacenar alimentos durante 2 horas.
3. Precalentar la parrilla y colocar el salmón en una rejilla de 8 a 10 minutos, hasta que se desmenuce con el tenedor. Servir.

ENSALADA DE ATÚN

3 latas de atún envasado en agua
½ taza de yogur griego sin grasa
2 cucharaditas de zumo de limón
1 zanahoria rallada
1 huevo duro
1 tomate pequeño
½ cebolla blanca picada
½ cucharadita de eneldo seco
1 cucharadita de perejil seco
¼ de cucharadita de mostaza de Dijon
½ cucharadita de ajo en polvo
1 cucharadita de agave
Una pizca de sal marina
Pimienta negra a tu gusto

Mezclar todos los ingredientes en un recipiente grande y servir.

Sinónimos latinoamericanos

Achicoria (radicheta, escarola)

Aguacate (avocado, palta, cura, abacate, cupandra)

Albaricoque (damasco, chabacano, albérchigo, alberge)

Arándanos rojos (cranberries)

Batata (camote, boniato, papa dulce, chaco)

Bayas asai (fruto palma murraco o naidi)

Bok choy (col china, repollo chino, pak choy)

Brócoli (brécol, bróculi)

Calabacín (zucchini)

Calabaza (zapallo, ayote, auyamas)

Calabaza kabocha (c. japonesa)

Calabaza moscada (c. almizclera, cidra, cacahuete)

Caqui (kaki)

Carambola (tamarindo, fruta estrella, cinco dedos, vinagrillo, pepino de la India, lima de Cayena, caramboleiro, estrella china)

Cilantro (culantro, coriandro, alcapate, recao, cimarrón)

Col (repollo)

Danko (rábano japonés)

Diente de león (achicoria amarga, amargón, radicha, panadero, botón de oro)

Echinacea (equinácea)

Frambuesa (sangüesa, altimora, chardonera, mora terrera, uva de oso, zarza sin espinas, fragaria, churdón)

Fresa (frutilla)

Guisante (arveja, chícharo, arbeyu)

Hierba de trigo (wheat grass)

Hierbabuena (batán, hortelana, mastranzo, menta verde, salvia, yerbabuena)

Jicama (nabo)

Judía verde (ejote, chaucha, vainita, frijolito, poroto verde)

Judías (frijoles, alubias, porotos, balas, caraotas, frejoles, habichuelas)

Judías de Lima (garrofón, judión)

Lemongrass (cymbopogon, citronella, zacate limón)

Levadura de panadero en polvo
(levadura instantánea, active dry
yeast)
Levadura fresca de panadero
(yeast)
Levadura nutricional (nooch)
Levadura química en polvo (baking
powder, polvos de hornear tipo
Royal)
Linaza (semillas de lino)
Lombarda (col morada, col
lombarda, repollo morado)
Mandarina (tangerina, clementina)
Mango (melocotón de los trópicos)

Melocotón (durazno)
Mostaza parda (m. oriental, china,
de la India)
Ocra (quimbombó)
Pimienta de Jamaica (p. inglesa,
dioica)
Remolacha (betabel)
Setas boletus (porcini)
Setas Portobello (champiñón de
campo)
Tomatillos (miltomate, tomate de
fresadilla o milpero)
Tortitas (panqueques)
Trigo sarraceno (alforfón)

Biografía de JJ Smith

JJ Smith es nutricionista, experta en adelgazamiento y una oradora muy inspiradora. Ha aparecido en programas de televisión como *The Steve Harvey Show, The Montel Williams Show, The Jamie Foxx Show* y *The Michael Baisden Show*. También ha aparecido en canales de televisión como la NBC, FOX, CBS y CW Network, así como en revistas tan prestigiosas como *Glamour, Essence, Heart and Soul* y *Ladies Home Journal*. ¡Desde que recuperó la salud, perdiendo peso y descubriendo una «segunda juventud» a los cuarenta años, se ha convertido en una fuente de inspiración para todos aquellos que quieren adelgazar, estar sanos y seguir siendo atractivos! JJ Smith nos enseña un estilo de vida que nos hará perder peso, estar sanos, tener un aspecto más joven y mejorar nuestro estado anímico.

JJ ha dedicado su vida a enseñarnos cómo vivir y alimentarnos de forma más sana. Su pasión es educar a las personas y compartir con ellas los remedios naturales para mantenerse delgadas, recuperar la salud y sentirse más joven. Ha investigado muchas filosofías sobre curación natural y ha sido discípula de grandes maestros de nuestra época. Después de estudiar y aplicar sus conocimientos sobre cómo curar el cuerpo y adelgazar, obtuvo varias titulaciones, una como nutricionista y otra como experta en la gestión del peso. El título de nutricionista lo obtuvo en el Instituto Internacional de Cura Holística, y el de experta de gestión de peso, en la Asociación Nacional de Entrenadores Deportivos (NESTA). También es miembro de la Asociación Americana de Nutrición (ANA).

En este libro encontrarás las claves para conseguir un cuerpo sano, delgado y atractivo a través de la desintoxicación del organismo, el equilibrio hormonal y la aceleración metabólica. También aprenderás qué alimentos te ayudan a mantenerte delgado y cuáles te hacen ganar peso. ¡Si has engordado y adelgazado constantemente, este método te ayudará a no padecer más esos altibajos, a perder peso y a mantenerte delgado para siempre!

JJ está licenciada en Matemáticas por la Universidad de Hampton, en Virginia. Continuó su educación completando el programa de Gestión Ejecutiva de la Escuela Empresarial de Wharton. Actualmente ejerce como vicepresidenta y socia de la firma consultora IT, Intact Technology, Inc., en Greenbelt (Maryland). Fue también la afroamericana más joven en obtener el cargo de vicepresidenta de una empresa. Sus aficiones son leer, escribir y tocar música.